幸福时光
好孕系列

图解孕期营养与保健

北京海淀妇幼保健院副主任医师
徐文·编著

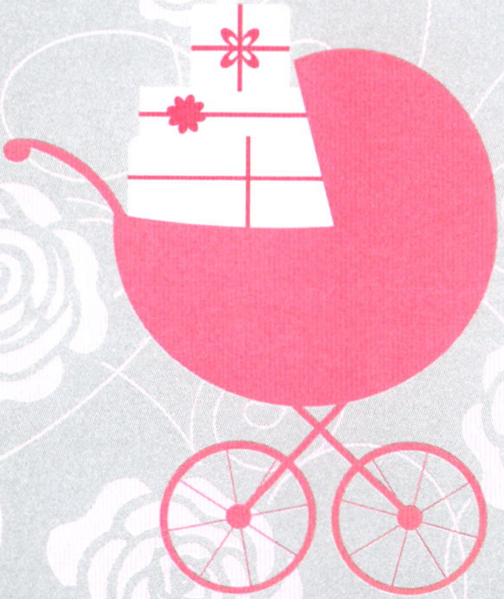

電子工業出版社
Publishing House of Electronics Industry
北京·BEIJING

图书在版编目（CIP）数据

图解孕期营养与保健 / 徐文编著 . -- 北京 : 电子工业出版社，2017.9
（幸福时光 . 好孕系列）
ISBN 978-7-121-32140-5
Ⅰ . ①图… Ⅱ . ①徐… Ⅲ . ①妊娠期－营养卫生－普及读物 ②妊娠期－妇幼保健－普及读物
Ⅳ . ① R153.1-49 ② R715.3-49
中国版本图书馆 CIP 数据核字 (2017) 第 161090 号

策划编辑：李文静
责任编辑：李文静
印　　刷：北京画中画印刷有限公司
装　　订：北京画中画印刷有限公司
出版发行：电子工业出版社
　　　　　北京市海淀区万寿路173信箱　　　　邮编：100036
开　　本：880×1230　1/24　　印张：7.25　　　字数：209千字
版　　次：2017年9月第1版
印　　次：2017年9月第1次印刷
定　　价：39.90元

凡所购买电子工业出版社图书有缺损问题，请向购买书店调换。若书店售缺，请与本社发行部联系，联系及邮购电话：（010）88254888，88258888。

质量投诉请发邮件至zlts@phei.com.cn，盗版侵权举报请发邮件到：dbqq@phei.com.cn。

本书咨询联系方式：liwenjing@phei.com.cn。

前　言

怀孕，是女人一生之中最重要的事情之一，也是一个家庭最为关注的事情。宝宝健康，全家人都会幸福快乐，所以，孕期，无论对孕妈妈还是整个家庭来说，都非常重要。

想要孕育健康的宝宝，女人在孕期最应重视的就是营养！因为宝宝的生长发育、一切的生命活动，都离不开充足营养的支持。即使孕妈妈的身体再好，若不能保证每天都能获得充足的营养，胎儿的发育就会受到很大的影响。

胎儿的生长发育需要孕妈妈摄入各种营养物质，所以孕妈妈在孕期不可以偏食或少食。但是很多孕妈妈由于各种原因，吃得少或者吃得不营养，更有甚者，还在孕期减肥，这更是伤害胎儿。孕妈妈应该对孕期的营养问题重视起来，知道应该吃什么，不该吃什么。

在本书中我们详细介绍了孕期必需的营养物质，并按照孕早期、孕中期、孕晚期不同阶段的营养需求给出了饮食建议，并提供了孕期常见不适和疾病的饮食调养方案。为孕妈妈的孕期饮食保驾护航！

除了充足营养的保证，孕妈妈还需要做好孕期保健工作，在生活中要特别注意一些安全事项。比如，运动、打扫房间、用药和饮食等方面，都需要孕妈妈提高警惕，以免因为自己的不当行为伤害到自己和胎儿。为了让孕妈妈在孕期更加安心，少些迷茫，本书从孕期合理用药、安全出行、居家生活、适度运动等不同方面提醒孕妈妈们，在生活中不宜做哪些事情，怎样最大限度地避免受到伤害。

让宝宝得到更好的发育，让自己更从容地度过孕期，孕妈妈们，就从阅读这本书做起吧！关于孕期的衣、食、住、行等各方面，相信这本书可以助你一臂之力。

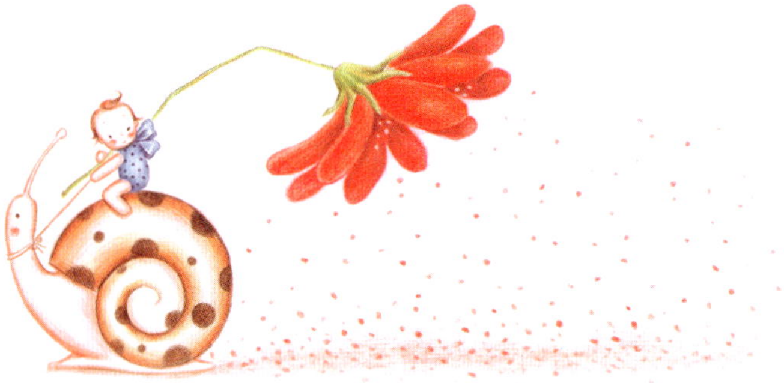

目录

第一章 孕妈妈必需的营养物质

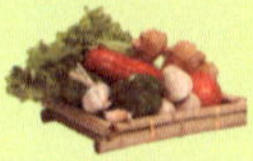

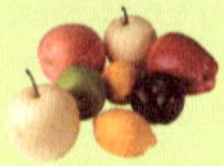

第二章 孕早期的营养

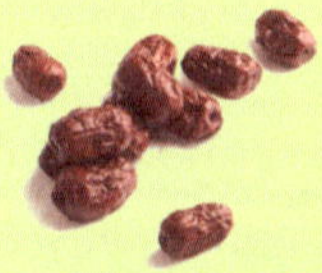

第三章 孕中期的营养

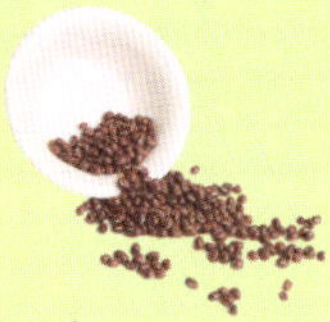

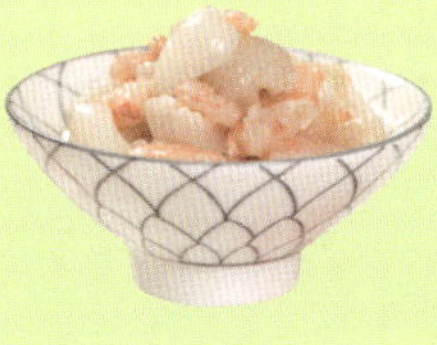
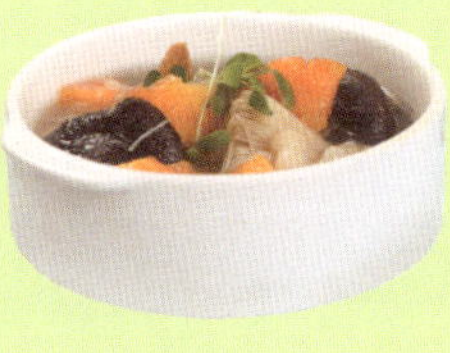
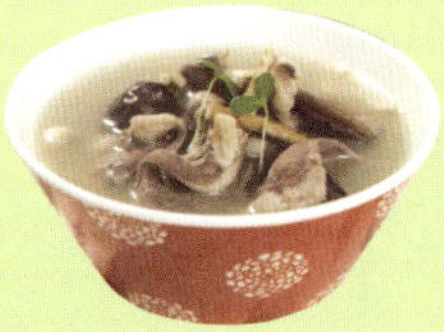

第四章 孕晚期的营养

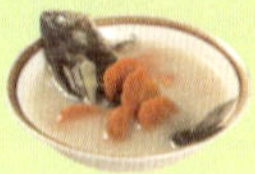

第五章 孕期常见不适的饮食调养

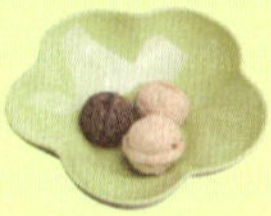

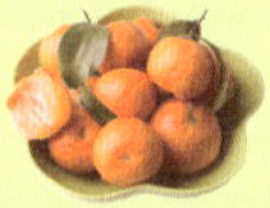

第六章 孕期常见疾病的饮食调养

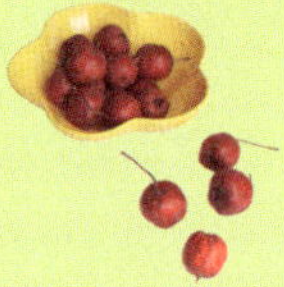

第七章 孕期合理用药

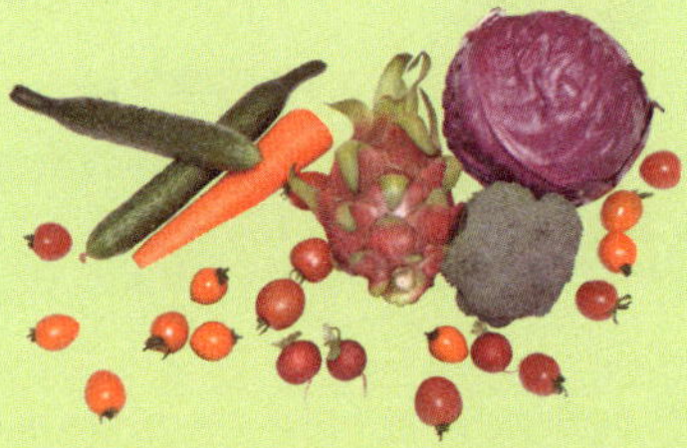

第八章 孕期安全出行

第九章 轻松享受孕期居家生活

第十章 孕期适度运动有益母胎健康

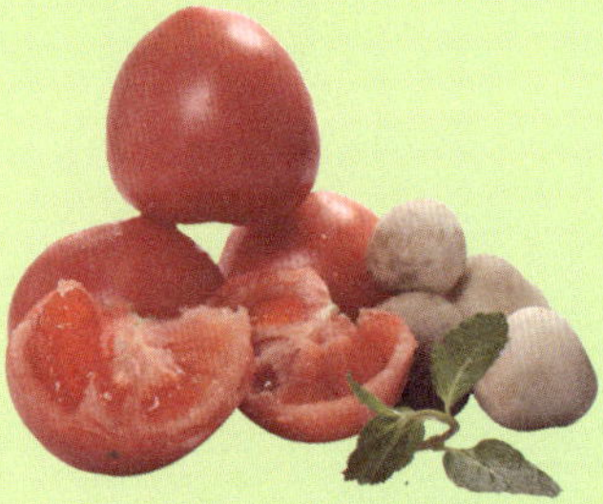

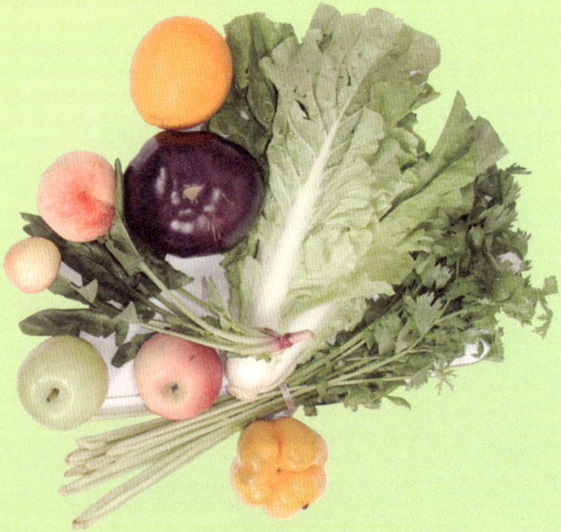

第一章

孕妈妈必需的营养物质

十月怀胎，辛苦至极，只有在怀孕后，夫妻双方才真正有了为人父母的责任感。在怀孕的不同时期，孕妈妈的营养需求都会有所变化，但需要的基本营养物质种类几乎相同，它们都有哪些呢？

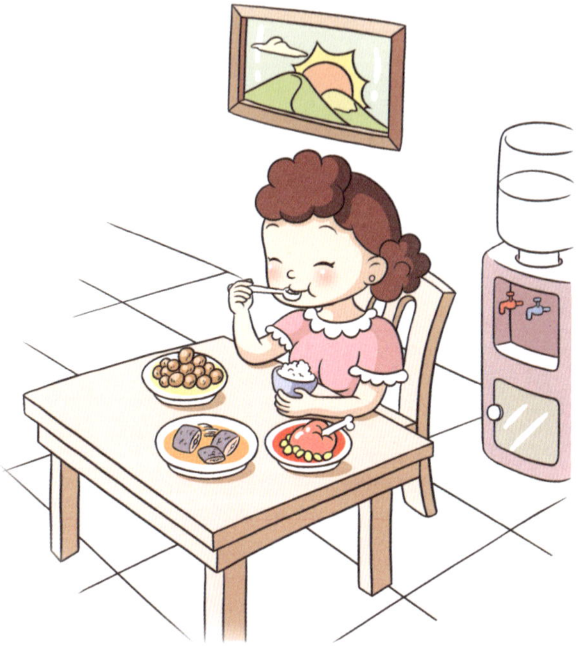

三大营养素：蛋白质、脂肪、碳水化合物

蛋白质的食物来源

蛋白质主要存在于大豆类、奶类、蛋类、禽肉、畜肉、水产品、坚果类等食物中，孕妈妈每天最好能摄入 75 ~ 90 克蛋白质，这样宝宝的智力才会发育得更好哦！

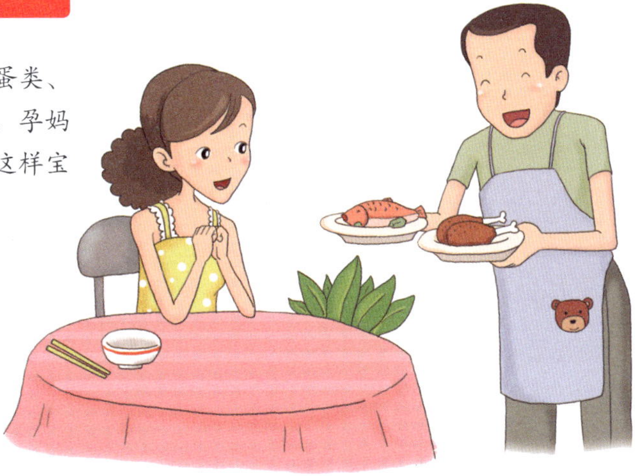

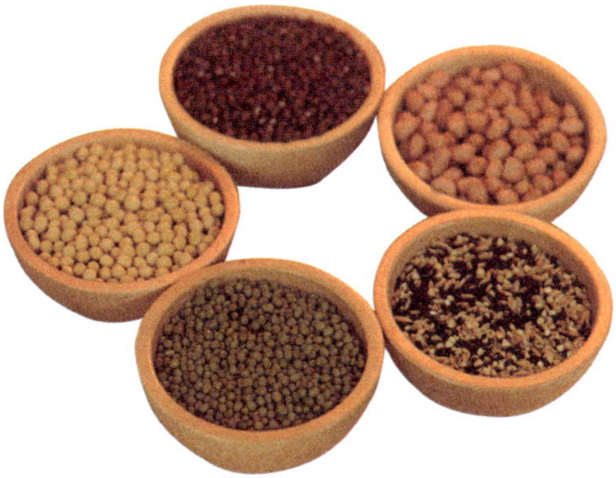

碳水化合物的食物来源

碳水化合物主要存在于谷物、薯类、蔬菜和水果中，建议孕妈妈每日摄入 400 克碳水化合物，以保障身体所需。

你不知道的小秘密

蛋白质含有丰富的活性免疫球蛋白、乳铁蛋白等免疫系统所需要的物质，能有效增强孕妈妈自身的免疫能力，抵抗流感等疾病。最重要的是这些物质可通过胎盘传输给胎儿，提高胎儿的先天免疫能力。

蛋白质不足会引发妊娠高血压疾病、妊娠贫血和营养不良性水肿。蛋白质是人脑复杂智力活动中不可缺少的基本物质，如果在胎儿期蛋白质供应严重不足，会引起胎儿大脑发育障碍，将严重影响宝宝出生后的智力水平。

你了解脂肪吗

脂肪是孕妈妈在孕早期体内不可缺少的营养物质。它能促进脂溶性维生素E的吸收，具有安胎的作用，还可以帮助固定内脏器官的位置，使子宫恒定在盆腔中央，给胚胎发育提供一个稳定的环境。

温馨小屋：碳水化合物有什么作用

碳水化合物就是糖类，通过消化酶的作用转化为葡萄糖，从而维持人体各系统的正常功能。碳水化合物还参与构成机体组织和新陈代谢，转化为孕期所需的脂肪。同时，碳水化合物还具有解毒作用，对抗肝脏中脂肪氧化不完全而形成的酮体。

若孕妈妈忽视对碳水化合物的摄取，只吃肉类，导致体内热能、糖类不足，就可能发生休克和酮体堆积，甚至造成胎儿死亡。

矿物质：钙、镁、碘、铁、铜、锌等

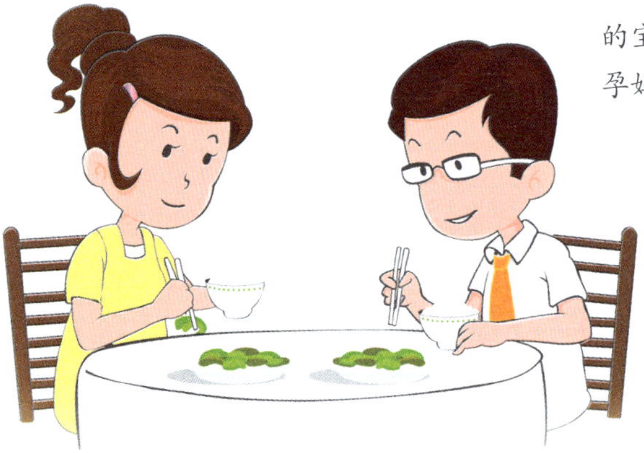

补充镁元素可多吃紫菜

紫菜的镁元素含量丰富，被誉为“镁元素的宝库”，每100克紫菜含镁460毫克，所以，孕妈妈想要补充镁，不妨多吃一些紫菜。

牡蛎中含锌量最高

通过补锌，孕妈妈不仅能增强抵抗力，还能保证胎儿正常发育。在食物中，牡蛎中的含锌量最高，其他海味和肉类次之，孕妈妈不妨吃一些。

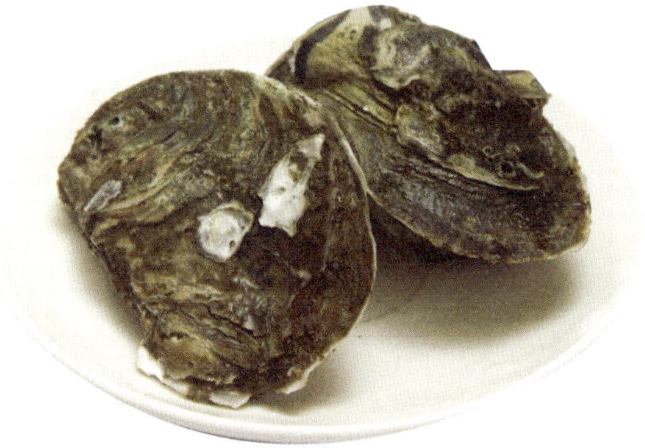

你不知道的小秘密

对于孕妈妈来说，健康的身体不仅关乎自身，也为腹中的小宝宝打下良好的基础。钙、铁、锌、镁等矿物质，对人体的健康是必不可少的，而对孕妈妈来说更加不可或缺，且比一般人的需求量更大一些。

钙

钙是人体骨骼和牙齿的主要成分，可降低毛细血管和细胞膜的通透性，防止渗出。胎儿的骨骼、牙齿的主要成分是钙，为了保证胎儿正常的生长发育，以及脊柱、四肢、头颅骨的正常骨化，需要孕妈妈每天摄取足够的钙质。

镁

孕期补充镁，可以让骨骼和牙齿更坚固，调整胆固醇的含量，促进胎儿的脑部发育。另外，镁还有一个功能，就是使肌肉放松。怀孕期间如果患有妊娠高血压，医生会建设适量补充镁元素，以便更好地控制病情。

碘

孕期缺碘会使出生后的宝宝身材矮小、智力低下、发育迟钝、聋哑、痴呆等。

铜

铜可促进大脑、骨骼和结缔组织的发育，加速铁的运转，促成血红蛋白的合成，维持毛发和皮肤的色素需求。孕期缺铜易使胎儿出现脑萎缩、骨骼疾病、风湿性关节炎和贫血等。

锌

锌能促进胎儿脑神经细胞的分裂、生长和再生，所以孕妈妈适当补锌对胎儿的发育很有帮助。孕妈妈每天锌的摄取量为20毫克。

铁

铁是血液中含量最高的矿物质，参与运送氧气，将组织细胞中的二氧化碳排出体外，增强人体的抵抗力。孕妈妈缺铁，会出现缺铁性贫血，还会直接导致胎儿贫血。我国营养学会推荐孕妈妈每日的铁摄取量为18毫克。

维生素：维生素A、B族维生素、叶酸、维生素C等

补充维生素E

孕妈妈缺乏维生素E，很容易引起胎动不安。建议平时多吃富含维生素E的食物，如豆类、牛奶、鸡蛋、绿叶蔬菜、坚果等。

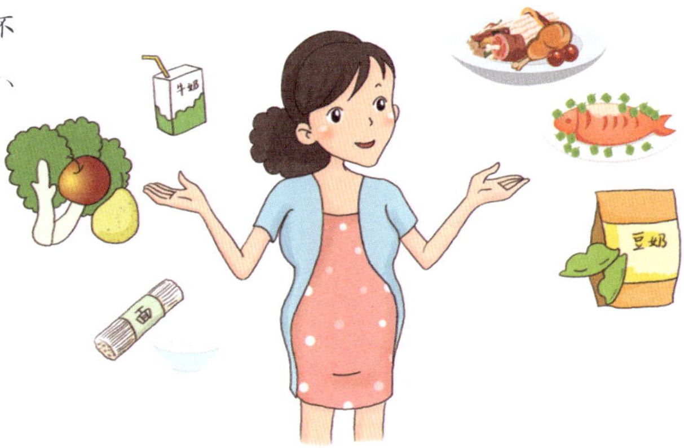

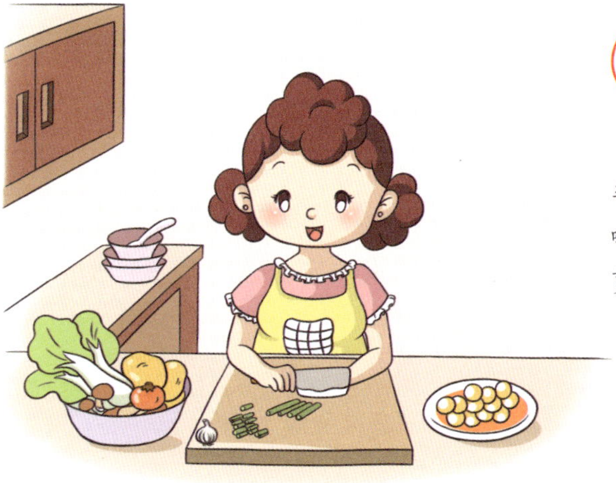

不要忽视补充维生素K

孕妈妈体内缺乏维生素K，会增加流产概率，所以，孕妈妈在平时不要忘记补充维生素K哦！可以多食用一些蔬菜和动物肝脏，如苜蓿、萝卜缨、菜花、白菜、菠菜、莴苣、甘蓝、猪肝等。

你不知道的小秘密

维生素是人体维持正常的生理功能所必需的有机化合物，它是维持和调节机体新陈代谢的重要成分。女性在怀孕期间需要补充大量的营养物质，维生素的补充尤为重要。维生素不仅是孕妇身体新陈代谢必不可少的物质，而且它在胎儿生长、发育、代谢过程中也起着不可替代的作用。

维生素 A

孕妈妈缺乏维生素 A，会出现皮肤粗糙、干燥、增厚的情况，而宝宝出生后则易患呼吸道疾病和消化道疾病，如肺炎和腹泻。建议孕妈妈每日摄取维生素 A1000 微克。

B 族维生素

在孕早期，B 族维生素不仅可以起到预防胎儿畸形及患先天性心脏病的作用，还能缓解恶心、呕吐等妊娠反应。孕早期，孕吐严重的孕妈妈，可以适量补充 B 族维生素。有些 B 族维生素只存在于动物性食物中，所以孕妈妈也要注意多补充这类食物，不要认为多摄取植物性食物，就能保证 B 族维生素的供应。

维生素 C

孕早期缺乏维生素 C 易导致流产，使孕妈妈抵抗力下降，易患感冒。建议孕妈妈每日摄取 80 毫克维生素 C，比常人多 20 毫克。

维生素 D

维生素 D 可促进钙的吸收、骨骼钙化，对骨骼和牙齿的形成极为重要，具有抗佝偻病的作用，被称为抗佝偻病维生素。动物性食物富含维生素 D，如海鱼和鱼卵、动物肝脏等。此外，奶制品、坚果中也含有较多的维生素 D。

谷物：大米、玉米、小米、芝麻等

糙米的营养更丰富

通过食用米饭，孕妈妈可以获得热量、矿物质等。而糙米饭营养价值更高，因为糙米中的蛋白质、矿物质、B族维生素和膳食纤维的含量更高，预防和辅助治疗便秘、痔疮的效果更好。

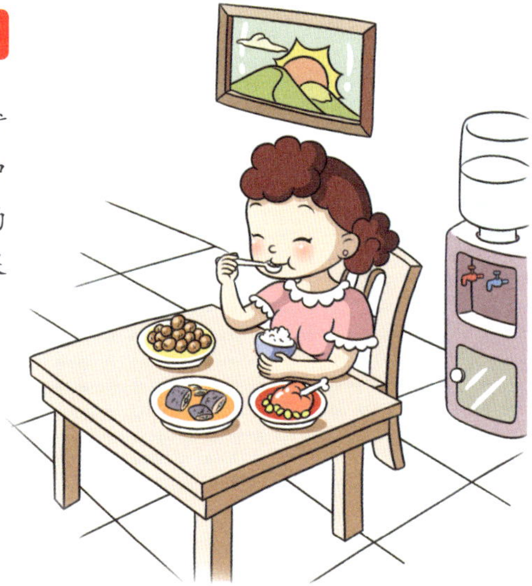

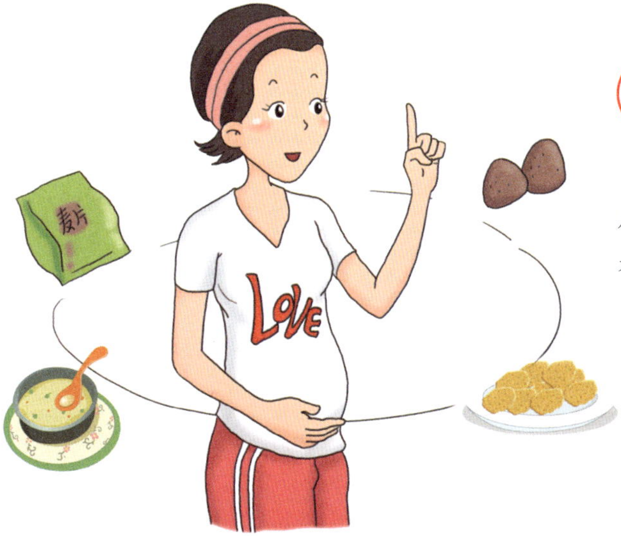

好吃又有营养的燕麦片

燕麦片属于粗粮，它不仅含有丰富的矿物质和维生素，而且膳食纤维的含量也很高，燕麦中的蛋白质含量远远高于其他谷物。

你不知道的小秘密

为保证营养的丰富全面，孕期每天的膳食应包括谷薯类、蔬菜水果类、畜禽鱼蛋奶类、大豆坚果类等。其中谷类一般作为每餐的主食，如大米、玉米、小米等，可以蒸馒头，也可以煮粥。谷类需要多样化，可变换花样食用。

大米

大米中含有大量的烟酸、维生素、铁等无机盐以及碳水化合物，具有很好的益气、润燥、滋阴等功效。其中，大米中的蛋白质和B族维生素可以促进胎儿大脑和骨骼的发育；碳水化合物和纤维素有助于孕妈妈的消化和吸收，预防便秘。

芝麻

芝麻含有丰富的蛋白质、脂肪、维生素A、维生素B_1、维生素B_2、矿物质、卵磷脂、糖、硒、钙、铁、磷等元素。芝麻可调理五脏，改善孕妈妈气虚体弱的状况；可以滋润毛发，促进胎儿的毛发生长。

另外，芝麻中的不饱和脂肪酸不仅不会让孕妈妈变胖，还会加速脂肪代谢、降低胆固醇含量、防治动脉硬化，从而达到预防肥胖、妊娠高血压疾病的目的。

玉米

玉米中含有丰富的维生素C。可使孕妈妈皮肤光滑、细腻；胚芽中的成分可缓解孕妈妈精神压力、平和情绪、促进乳房发育；另外，玉米可促进胎儿大脑发育，使宝宝变得更聪明。

小米

小米又称粟米、粟谷或粱米，含有脂肪、蛋白质、糖、维生素B_1、维生素B_2、烟酸、磷、铁、钙等营养素。小米能够滋阴养血、补养肾气、清除虚热，对体质虚弱的孕妈妈十分有益，还对孕妈妈体质的增强、乳房发育有好处。

蔬菜：山药、芹菜、菠菜、油菜等

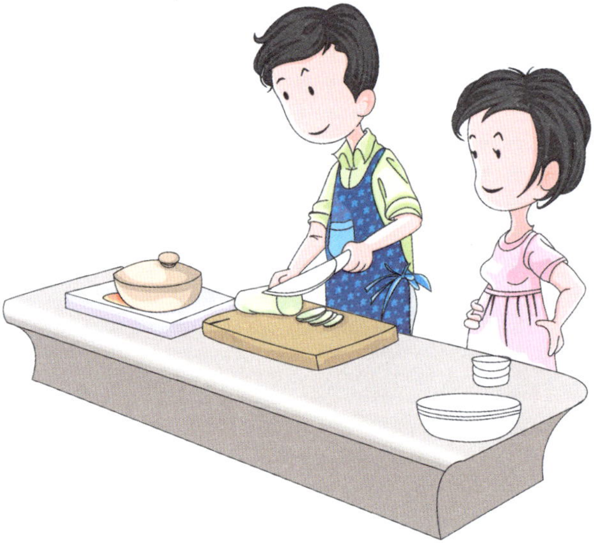

吃萝卜可防止便秘

萝卜中含有大量的膳食纤维，可加快孕妈妈肠道的蠕动，预防便秘的出现。而且萝卜还可以辅助降血压，预防妊娠高血压。但要注意，不要和参类补品一同食用哦！

白菜可预防乳腺癌

白菜可有效预防乳腺癌，分解与乳腺癌相关的雌性激素，孕妈妈可以多吃一些。但是吃剩下的白菜最好不要在下一餐食用，因为剩白菜会产生亚硝酸盐，危害健康。

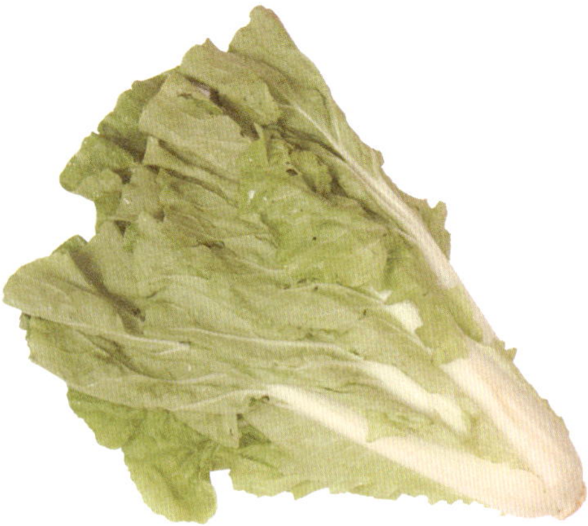

你不知道的小秘密

蔬菜是我们每天都离不开的食物，对孕妈妈来说，更需要足量、多样的蔬菜，来为身体提供充足的营养物质。蔬菜营养丰富，口感好，还能帮助消化，预防便秘。对维持肠道正常功能及多样化膳食等方面具有重要意义。

油菜和菠菜

油菜中的钙、磷、铁含量非常丰富，可使胎儿的大脑和皮肤发育得更健康。

菠菜中的维生素 C 和叶酸含量丰富，可以增强孕妈妈对铁元素的吸收，是患缺铁性贫血的孕妈妈的理想食物。

山药

山药中的黏液含有雌激素物质，能帮助合成雌激素，减少孕妈妈因激素缺乏而产生衰老现象的概率；可分解脂肪，使结缔组织更有弹性，从而使孕妈妈的皮肤更光滑；可降低血糖、防止血脂沉积，能帮助患有糖尿病和失眠症的孕妈妈改善症状。在孕早期食用有助于促进乳房发育。

芹菜

100 克芹菜中含蛋白质 2.2 克，钙 8.5 克，磷 6 毫克，铁 8.5 毫克。

芹菜可以辅助降血压，对原发性、妊娠性及更年期高血压有辅助疗效。而且芹菜还可加速肠蠕动，防止孕后期便秘。

奶类及豆制品：牛奶、豆腐等

孕妈妈少不了牛奶

牛奶中含有大量的钙质与蛋白质，是人体补充营养的最佳选择，也是孕妈妈理想的滋养品。孕妇喝牛奶不仅可以让自己身体更健康，还可以为胎儿的骨骼发育提供充足的钙质。

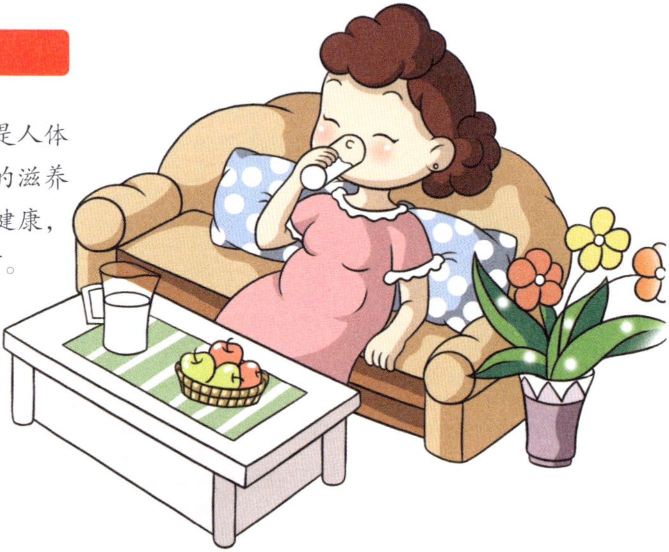

海味豆腐汤——预防孕期心血管疾病

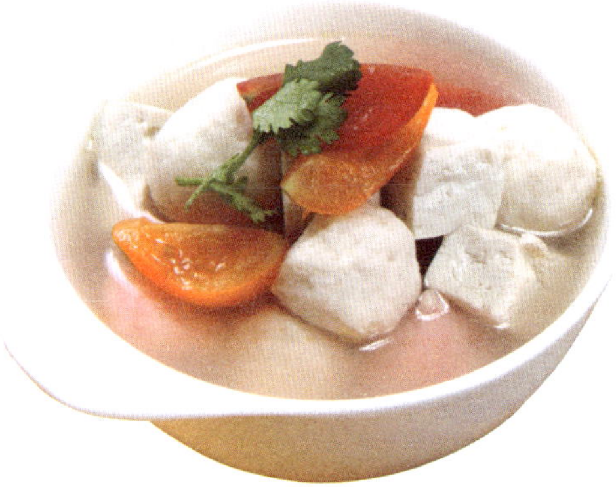

此汤营养价值较高，有降低血脂、保护血管、预防心血管疾病的作用。所以孕妈妈食用此汤，对自身和胎儿都大有裨益。

你不知道的小秘密

牛奶中含有丰富的蛋白质、碳水化合物、脂肪和一定量的钾、钙、钠、铁、镁和多种维生素。

牛奶可以促进孕妈妈对钙和铁的吸收，加快肠胃蠕动，避免便秘；使孕妈妈皮肤变得更光滑、有弹性；缓解神经系统和心脏的疲劳；帮助入眠等。此外，牛奶还可以促进胎儿大脑发育，增强胎儿骨骼和牙齿强度。

豆腐

豆腐富含蛋白质、矿物质和钙，还能降低胆固醇。每 100 克豆腐可为人体提供近 40 克的蛋白质，是瘦肉的 2 倍、鸡蛋的 3 倍、牛奶的 12 倍、鱼的 2 倍多，特别适合孕妈妈食用。

豆腐的烹调方法很多，可单独食用，也可与其他食物一起搭配食用。但要注意豆腐忌与菠菜搭配。这是因为豆腐与菠菜一起烹调时，会生成草酸钙，这种物质不易被人体吸收，容易形成结石，对孕妈妈的健康很不利。

美味厨房：海味豆腐汤

原料：

豆腐200克，青鱼肉150克，番茄50克，虾200克，香菜10克，盐、鸡精、胡椒粉、高汤各适量。

做法：

1. 将青鱼肉剁细做成鱼丸；虾去壳，将虾肉洗净剁细后做成虾丸；豆腐切成小方块；番茄切成小块；香菜切段。
2. 在汤锅内加入适量高汤烧沸，锅内放入鱼丸、虾丸、豆腐，煮至开锅时放入番茄。
3. 稍煮片刻，加入盐、鸡精、胡椒粉等调味，最后撒上香菜即可。

肉类、水产类：肝脏、鲫鱼、鲤鱼、虾、海带等

患慢性病的孕妈妈不宜吃鲤鱼

鲤鱼是发物，有慢性病的人要远离。比如，患有恶性肿瘤、红斑狼疮、淋巴结核、脉管炎、支气管炎、哮喘、湿疹、荨麻疹等病的患者。而且，鲤鱼最好也不要和鸡肉、猪肝、甘草、绿豆、南瓜等一起食用。

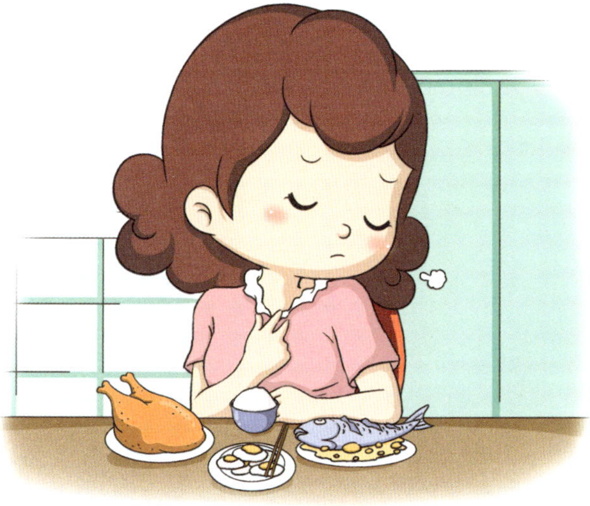

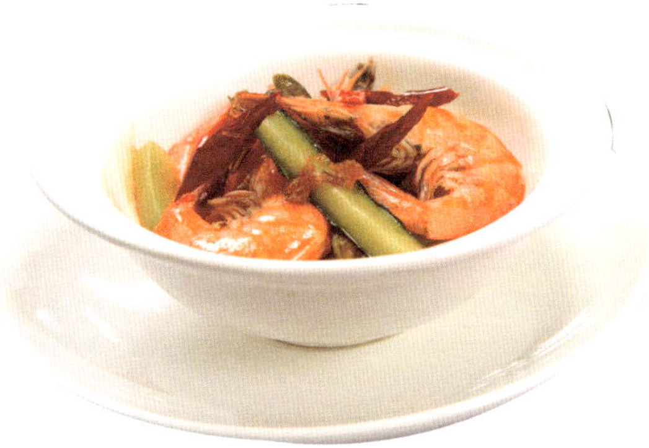

虾不可与含鞣酸的水果同食

孕妈妈在吃虾时，最好不要同时食用含鞣酸的水果，比如，葡萄、山楂、柿子等，以免刺激肠胃，出现恶心、头晕、腹痛等症状。

你不知道的小秘密

动物肝脏是理想的补血食物，特别是猪肝，可有效预防和改善人体的贫血症状。肝脏中的维生素 A 对眼睛的发育和保健非常有效，经常食用能使宝宝的眼睛更明亮，是孕中期和孕晚期孕妈妈的必备食物。

鲫鱼和鲤鱼

鲫鱼中含有蛋白质、脂肪、碳水化合物、胆固醇、钾、磷、钙及多种维生素。其中蛋白质种类齐全，易于吸收，非常适合患有心脑血管疾病和肝病的孕妈妈食用。患有肾炎、肝炎、心脏病、高血压、水肿、溃疡、哮喘的孕妈妈也应常食用鲫鱼。另外，鲫鱼子还可以促进胎儿的脑部发育。

鲤鱼富含蛋白质、脂肪、碳水化合物、胆固醇、钾、磷、钠、钙、镁、硒、铁、锌和维生素。对孕妈妈胎动不安、妊娠性水肿也有很好的食疗效果。

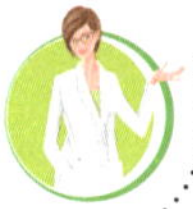

温馨小屋：虾和海带的食疗作用

虾中磷、钾、钠、钙等矿物质，以及蛋白质、维生素和叶酸的含量都很高，其中的镁元素，对患有心脑血管疾病或高血压疾病的孕妈妈十分有益。身体较虚弱或患有维生素A、维生素D缺乏症的孕妈妈也应多食用虾。

海带可以降低女性雌激素的分泌，调整内分泌失调，让卵巢功能更完善。适当吃海带还可以促进胎儿甲状腺的发育。此外，海带还可以缓解便秘、降血压、净化血管内环境。

水果：猕猴桃、香蕉、苹果等

不是所有孕妈妈都能吃香蕉

如果孕妈妈经常出现胃痛、消化不良、腹泻等症状，不要多吃香蕉哦！否则，会加重症状。还要记住，发黑的香蕉易生细菌，建议不要吃。

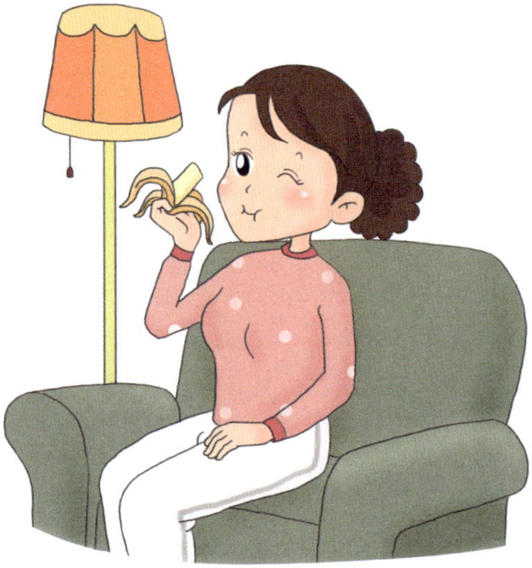

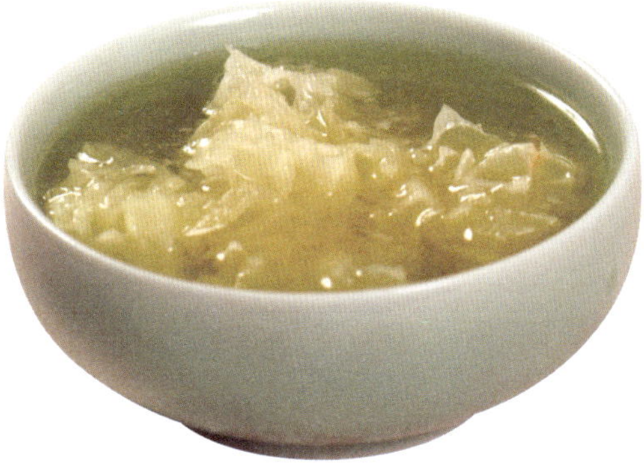

鲜果银耳——滋阴护肝

此汤不但能提高肝脏的解毒能力，还有健脾开胃、益气清肠和健胃安眠的功效，而且味道香甜，很受孕妈妈的欢迎。

你不知道的小秘密

猕猴桃含有蛋白质、脂肪、碳水化合物、膳食纤维、多种维生素和钾、磷、钙等矿物质。其含有大量抗氧化物质，可有效降低胆固醇；还可缓解情绪，调节神经系统，具有抑郁症倾向的孕妈妈应该多吃。

香蕉

香蕉富含蛋白质、脂肪、碳水化合物、膳食纤维、钾、镁、钙、铁、锌等营养素。其中维生素A、维生素B_1、维生素B_2、叶酸、胡萝卜素的含量也很丰富，并且不含胆固醇。经常吃香蕉可以促进胎儿脑部发育，提高智力水平，缓解情绪和压力，还可以降血压、排毒素，预防孕妈妈便秘。

苹果

苹果含有蛋白质、脂肪、碳水化合物、膳食纤维、维生素和钾、钙、镁、磷等矿物质等，可生津止渴，刺激孕妈妈分泌胃液，引发食欲，帮助缓解孕期呕吐、食欲缺乏。经常便秘的孕妈妈，可以多吃些苹果，以便增强膳食纤维的摄取量，改善便秘症状。

美味厨房：鲜果银耳

原料：

银耳10克，鲜果（苹果、香蕉、猕猴桃等）200克，白糖、水淀粉、桂花各适量。

做法：

1. 银耳在清水中泡发洗净，撕成小朵，放入300克的水中，置于蒸笼中用中火蒸。
2. 2小时后，将银耳捞出放碗中，将汤汁倒入锅中，放入适量清水和白糖，用小火煮至白糖溶解。
3. 将水果洗净切成块，放到锅中煮，煮开后用水淀粉勾芡。
4. 倒入铺有银耳的碗中，在上面撒些桂花即可。

坚果：核桃、花生、瓜子、杏仁等

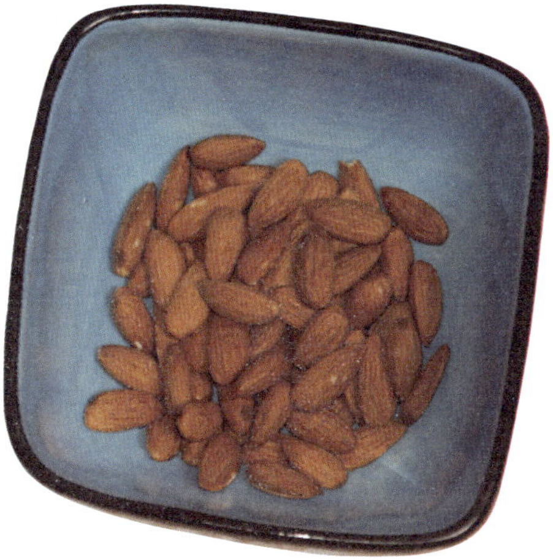

吃杏仁要适量

杏仁有降气、止咳、平喘、润肠通便的作用，对于预防孕妈妈便秘很有益处。但是杏仁有小毒，不宜多吃。

花生可缓解出血性疾病

花生可以增强人体的止血功能，所以有出血性疾病的孕妈妈不妨每天吃适量的花生。

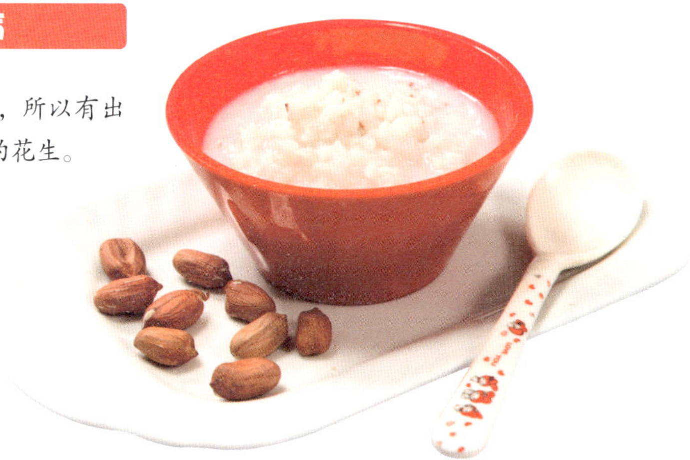

你不知道的小秘密

坚果类食物对孕妈妈有很多好处：

1. 富含不饱和脂肪酸，可促进胎儿大脑发育。

2. 蕴含几十种氨基酸，可促进胎儿的身体发育。

3. 丰富的B族维生素和维生素E，能促进胎儿的血管发育。

4. 含有钙、铁、锌等微量元素，对胎儿的骨骼、代谢以及智力发育都有好处。

花生

花生中含有蛋白质、脂肪、碳水化合物及钾、磷、镁、钙、钠、铁、锌、硒等矿物质和多种维生素等，可止血生乳、润肺化痰、补虚益气、健脾益胃、利水消肿；可滋润皮肤，增强记忆力，延缓脑功能衰退；还可降低胆固醇，防治高血压、冠心病和动脉硬化。孕妈妈常吃适量花生，对身体大有裨益。

孕妈妈多吃核桃有什么益处

核桃可辅助治疗孕妈妈尿频、胃痛、肺气肿和腹泻；能够健脑，提高记忆力，对胎儿的脑部发育具有一定食疗功效，其中的脂肪可以润肠通便，防治孕妈妈便秘。

此外，核桃中不含胆固醇，因而适量吃核桃不仅不会加重妊娠高血压、冠心病等心脑血管疾病的症状，还可以起到防治作用。

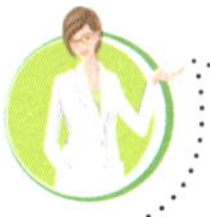

温馨小屋：常见的坚果品种

常见的坚果品种有瓜子类，如葵花子、南瓜子和西瓜子等。南瓜子可以防治肾结石病；西瓜子性味甘寒，具有利肺、润肠、止血、健胃等作用；葵花子所含的不饱和脂肪酸能降低胆固醇。所以，孕妈妈适量吃些瓜子对身体有好处。

要在孕期为胎儿储备营养

孕期摄入充分合理的营养对胎儿的发育非常重要。资料表明，孕期营养不良造成的流产、早产、死胎、新生儿死亡、畸形等，要比营养正常者高得多。

研究结果表明。由于脑组织的发育过程在很多方面是不可逆的，一旦形成将伴随终生。所以，在孕期一定要保证母体营养，提供胎儿大脑发育所需的充足营养。

孕期营养的重要性还表现在保证胎盘的正常发育。胎盘是连接母体与胎儿能量供给和废物排出的通道。胎盘组织不仅承担着转运营养物质的重任，同时还进行正常代谢，充足的孕期营养是胎盘正常代谢和发挥功能的前提条件。如果孕期营养不足，胎盘的功能出现障碍，就很可能导致流产、早产、死胎和低能儿的出生。

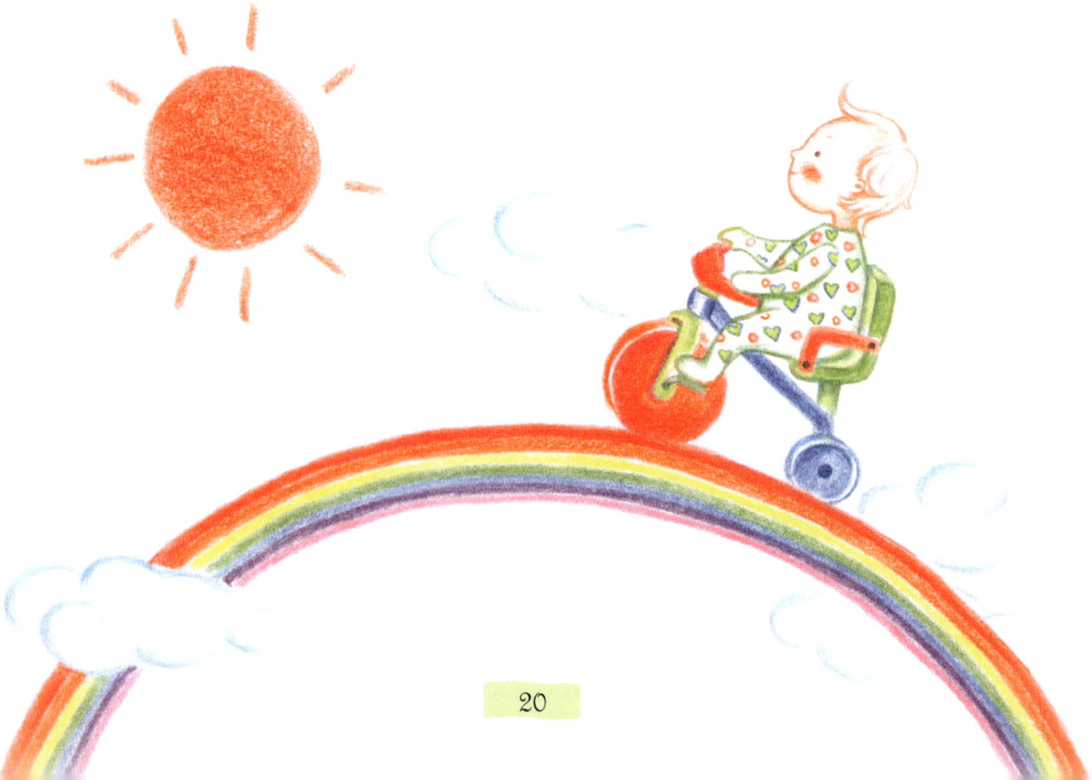

第二章

孕早期的营养

头晕、恶心、呕吐、乏力……伴随着各种不适，孕妈妈进入了孕早期。在此阶段，孕妈妈应摄取全面的营养、合理调配膳食。这时期既要防止早孕反应引起的食欲减退、营养缺乏，也要防止某些种类的营养物质摄入过多。

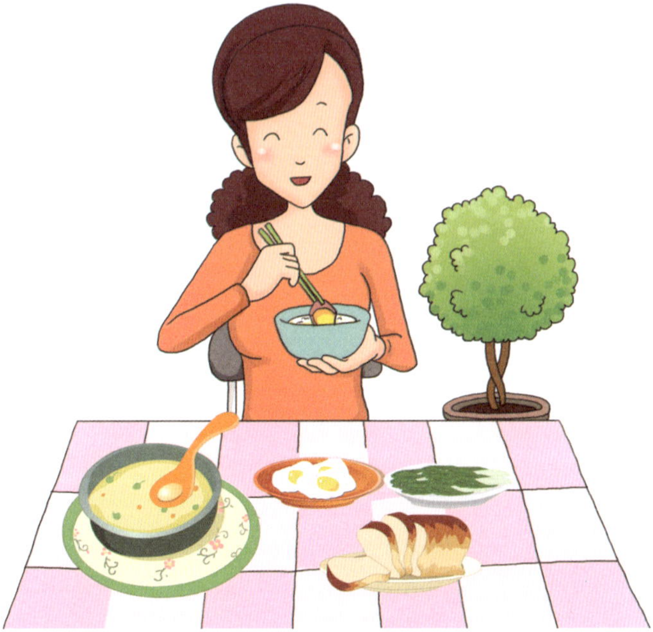

营养摄入要全面

偏食影响胎儿健康

孕妈妈偏食，容易导致营养物质摄入不全面，特别是素食主义者，建议在孕期不要完全吃素食，因为在素食中无法摄入足够的维生素B_{12}。

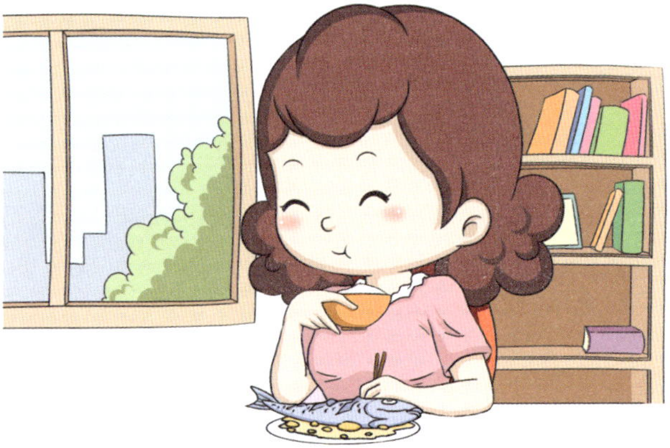

营养全面的鲜奶四蔬

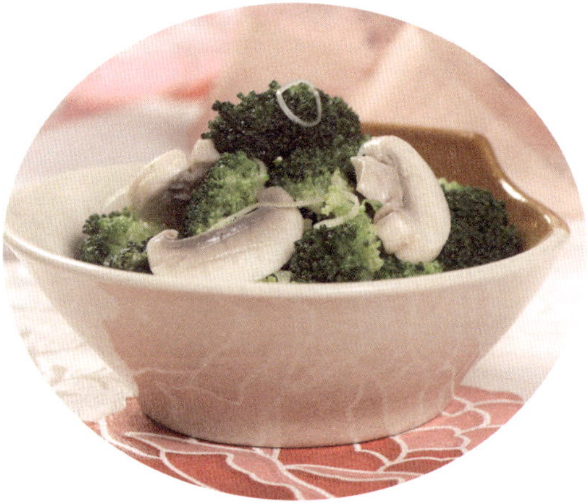

此菜中钙、磷、铁、钾、锌、锰等元素的含量都很丰富。孕早期多吃此菜，对胎儿的发育很有帮助。

你不知道的小秘密

孕早期胚胎发育的特点要求孕妈妈尽量全面摄入蛋白质、碳水化合物、脂肪、水、维生素和矿物质等。但由于早孕反应，孕妈妈往往不能摄入充足合理的营养素。

孕早期营养摄入的重要原则

1. 各种营养都要保证供给充足，但不宜过多。

2. 食物多样化，每种营养之间比例应该均衡全面。

3. 饮食结构要按照怀孕早期的身体需要进行调整。

4. 食物以清淡为主，不要过多摄入盐和油。

5. 少食多餐，除3次主餐外，可加2～3次餐。

孕早期摄入营养要注意什么

营养的摄取要根据孕妈妈早孕反应的情况合理地调配，以满足胚胎发育所需的营养。如果孕妈妈喜酸、嗜辣，那么在食物中适当增加此类调料，以增加食欲；如果孕妈妈呕吐脱水，要多吃水果、蔬菜，补充水分、维生素和矿物质；如果孕妈妈对食物的气味反感，可适当食用冷食，因为冷食气味比热食要小，以防止呕吐。

美味厨房：鲜奶四蔬

原料：

西蓝花、花椰菜、生菜、柿子椒各50克，椰汁20毫升，鲜奶50毫升，素上汤、糖、盐各适量。

做法：

1. 将这几种蔬菜洗净，切成块，放入开水中焯熟，捞出控干水分。
2. 在锅中倒入素上汤，边搅拌边煮，煮干后放入鲜奶、椰汁、盐和糖，再次煮开。
3. 将煮好的汤汁浇在焯好的蔬菜上即可。

适当增加热量

孕早期热量不要摄取过多

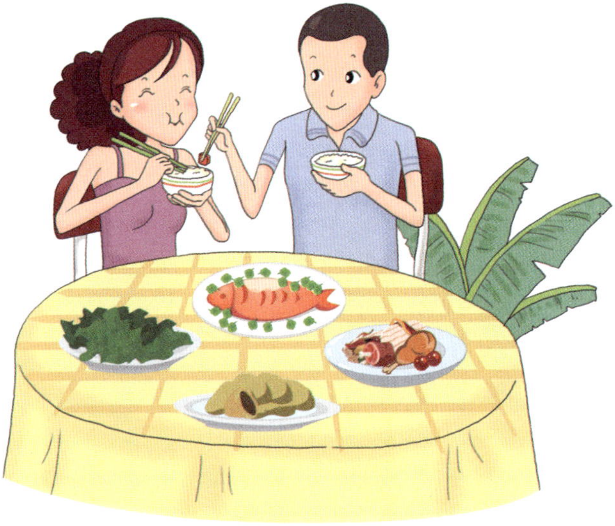

孕早期摄入的热量过多，会导致妊娠糖代谢紊乱，进而可能发展成妊娠糖尿病，甚至还有可能导致妊娠高血压。孕妈妈体重增加过多、过快，会导致胎儿生长发育过快，巨大儿出生的概率增加。所以孕早期要注意热量不要摄取过多！

山药枸杞粥——滋阴安胎

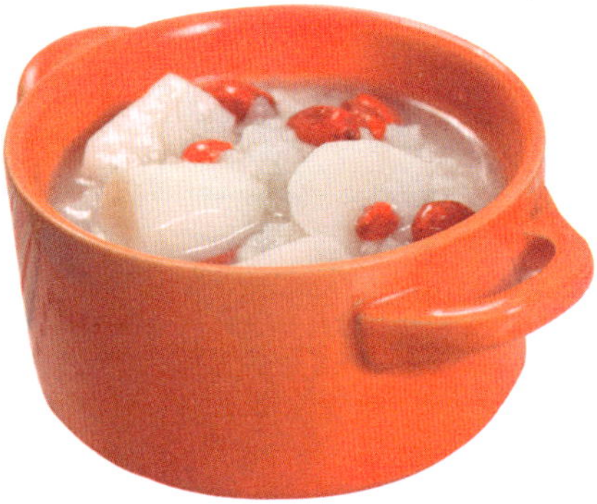

山药可滋阴补肾，很适合在孕早期食用。孕妈妈可用山药配枸杞子煮粥或煲汤，有利于安胎。

你不知道的小秘密

孕早期的代谢增加尚不明显，胚胎发育较慢，孕妈妈的身体组织变化不大，但需要的热量却比孕前增多了。这是因为胎盘中储存的糖原将以葡萄糖的方式运送给胎儿，通过血液循环加以利用。因而应适量增加大米、小米、玉米、面粉、糖类、红薯等碳水化合物的摄入量。

合理增加热量

妊娠早期基础代谢增加不明显，母体组织变化不大，因此热量需要不多，但仍要合理地增加，以保证胎儿所需的能量。要合理控制总热量摄入，保持少食多餐的进餐方式，同时保证蛋白质的摄取量，多摄取纤维、维生素含量高的食物。

合理补充热量食物推荐

1. 葡萄干
2. 大枣
3. 酸奶
4. 全麦面包
5. 奶酪

美味厨房：山药枸杞粥

原料：

大米60克，山药15克，枸杞子10克。

做法：

1. 大米洗净，用清水浸泡1小时；山药洗净去皮切成滚刀块。
2. 大米倒入锅中，加适量水，大火烧开，小火煮40分钟成粥。
3. 放入山药块，待粥和山药快熟时，放入洗净的枸杞子，煮10分钟即可。

不可缺少的优质蛋白质

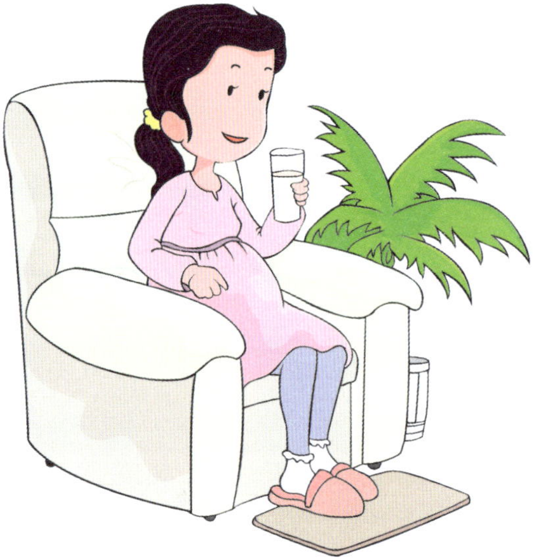

孕妈妈不要空腹喝牛奶

在空腹的情况下喝牛奶，会导致牛奶中的营养物质转化成热能被消耗掉。这样，孕妈妈就不能从牛奶中获得足够的优质蛋白质了。另外，空腹喝牛奶，牛奶中的乳糖不能被及时消化，转而被肠道内的细菌分解，产生大量气体、酸性物质，进而刺激肠道收缩，出现腹痛、腹泻的症状。

清蒸鲈鱼——富含蛋白质

鲈鱼中富含蛋白质、脂肪、钙、磷、铁、铜、维生素等营养成分，具有很高的营养价值，是补肝肾、益脾胃的佳品，还可辅助治疗胎动不安、产后少乳等症。孕妈妈吃鲈鱼，既可补身又不会导致肥胖。鲈鱼中的DHA含量居所有淡水鱼类之首。

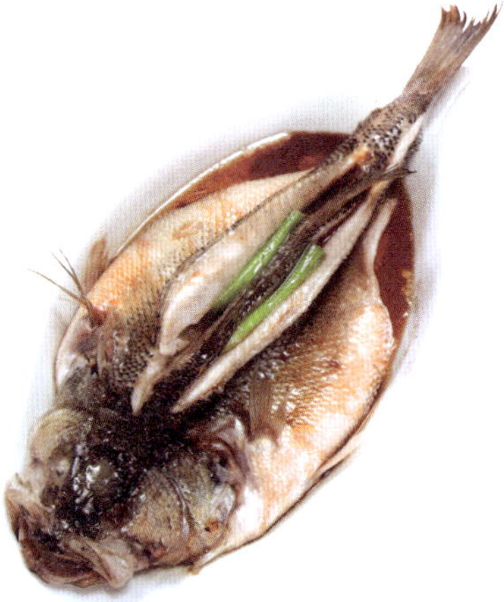

你不知道的小秘密

孕早期是胚胎生长发育的关键时期，胚胎和胎盘的生长促使孕妈妈的乳房、子宫和血容量变大，因而需要增加蛋白质。酶是胚胎发育不可或缺的，其由氨基酸转化而成，胎儿通过母体获得。如果缺乏这种营养，很有可能导致胎儿发育缓慢、身材矮小，甚至畸形。所以，孕早期应从肉、鱼、奶、蛋等食物中摄取充足的优质蛋白质。

孕早期每天应摄入多少蛋白质

除了孕妈妈自身因怀孕产生的生理变化需要蛋白质外，这个阶段胚胎从开始生长发育至胎儿的过程中，也从孕妈妈身体中汲取蛋白质。因此孕早期蛋白质的摄入量要多于孕前。

孕早期，胎儿还很小，发育时不需要太多营养素。此时，在保证正常饮食的情况下，适当增加一些优质蛋白质，即可保证胎儿正常的生长发育。建议蛋白质每天摄入约80克。

美味厨房：清蒸鲈鱼

原料：

鲈鱼1条，生抽、白糖、料酒、盐、白胡椒粉、酱油、葱、姜、食用油各适量。

做法：

1. 将鲈鱼收拾干净；姜切丝，葱撕条。用料酒将鱼周身抹匀，腌3分钟，清除残液，再用盐和酱油抹匀，腌5分钟，撒上姜丝。
2. 起炒锅，倒入生抽、料酒，酱油，小火烧热后，加入白糖、白胡椒粉，调成料汁。
3. 蒸锅内盛水烧开后，将鱼放入锅，大火蒸8分钟。打开蒸锅盖，将葱条铺在鱼身上，盖上锅盖，关火。关火8分钟后再打开锅盖，淋上调好的料汁。
4. 再起炒锅，倒入少量油加热，油烧热后用勺子均匀地泼在鱼上面，即可食用。

摄入丰富的维生素

冬笋焖鱼腩——利于消化吸收

冬笋含纤维素，能促进肠道蠕动，帮助消化、防止便秘。鱼腩富含易吸收的优质蛋白，对孕早期的孕妈妈有很好的营养价值。

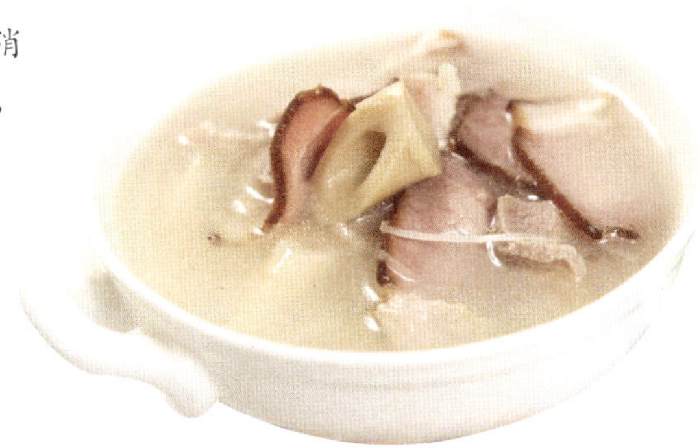

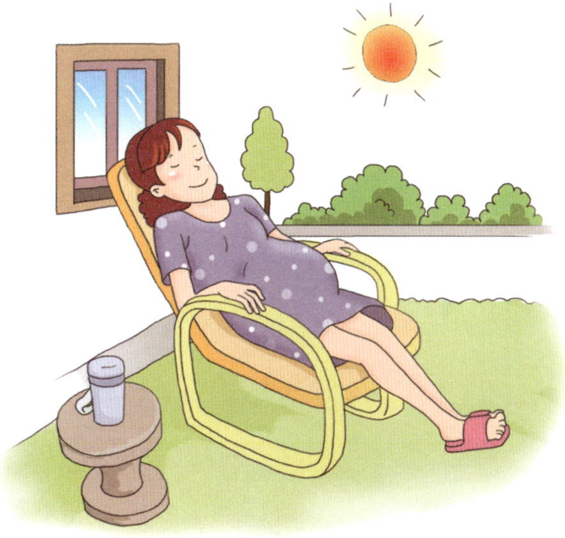

富含维生素D的食物

富含维生素D的食物有海鱼、蛋类、奶类等。在平时，孕妈妈不妨每天吃一些。另外，经常晒太阳也可使体内产生足够的维生素D。

你不知道的小秘密

孕早期要注意补充B族维生素。由于女性怀孕后肾小球滤过率会增加，尿液中的B族维生素也会增加，以致孕妈妈体内的B族维生素量减少，同时母体孕育胎儿对B族维生素的需要也会有所增加。所以需要多吃富含B族维生素的食物，如米、面、玉米、黄豆等。

孕2月应重点补充哪种维生素

在孕2月，孕妈妈应着重补充B族维生素、维生素C、维生素A和叶酸等，要多吃一些果蔬、谷物等。

孕3月要重点补充维生素D

在孕3月，孕妈妈应着重补充维生素D，若维生素D摄入不足，会使孕妈妈骨质软化。维生素D在海鱼、动物肝脏、蛋黄和瘦肉中的含量很高。另外，脱脂牛奶、乳酪、坚果以及海产品中也含有较多的维生素D。所以，孕妈妈可以按照自己的饮食习惯，合理地补充。

美味厨房：冬笋焖鱼腩

原料：

冬笋250克，鱼腩250克，姜片、葱段、盐、蚝油、上汤、花生油各适量。

做法：

1. 冬笋洗净，去皮、切片，放入开水中焯熟，捞出控水；鱼腩清洗干净，切成片，放入盘中，用姜片、葱段、盐腌渍。

2. 锅中倒油，放入姜片、葱段炒香，将鱼腩放入其中略炒，倒入上汤，加入冬笋片焖制。

3. 冬笋片熟后，收汁，放入盐、蚝油即可。

适当吃些零食

苏打饼干的小效用

怀孕早期，如果孕吐厉害，可以适量吃点苏打饼干，对缓解孕吐有一定的效果。但是这些食品中往往会添加食品添加剂，对胎儿的发育不利，尽量不要常吃、多吃。

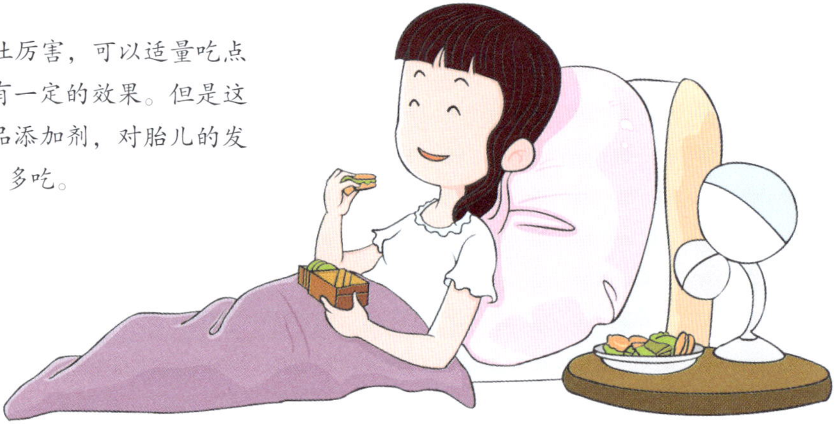

榛子小，营养大

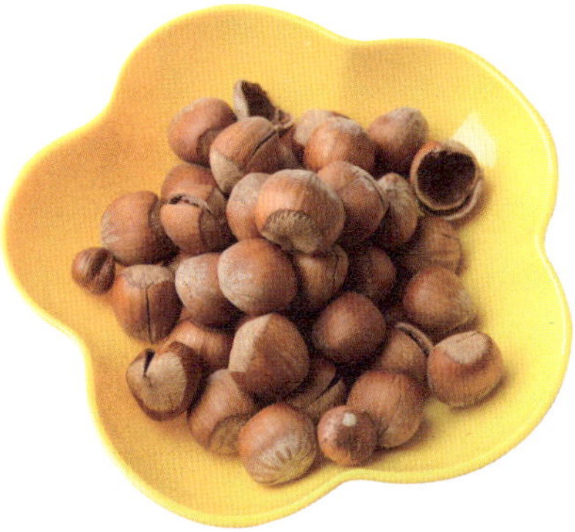

榛子仁含有蛋白质、脂肪、糖类，而且富含胡萝卜素、维生素 B_1、维生素 B_2、维生素 E。另外，榛子中人体所需的 8 种氨基酸含量也很丰富，它的营养价值远远高于其他坚果。

你不知道的小秘密

在正餐之外，孕妈妈可食用一些零食，作为营养补充。有专家认为，孕妈妈可食用少量瓜子。葵花子中有丰富的维生素 E；南瓜子营养丰富，且营养成分比例平衡；西瓜子中含丰富的亚油酸，该物质可转化成 DHA，对胎儿的大脑发育有利。

适合孕妈妈食用的零食

1. 葡萄干。不论是新鲜的葡萄还是晒干的葡萄干中都含有丰富的葡萄糖、果糖、草酸及苹果酸等，具有补气血、健脾胃的功效。

2. 金橘、陈皮。金橘与陈皮都是化痰、下气、消滞的有益零食。当出现轻微咳嗽或感觉胸气膈闷、喉咙不舒服时，可用 8 ~ 10 个金橘煲水饮用，或将金橘捣碎，用开水冲服。

3. 南枣。南枣有补脾胃、养颜补血、生津解渴的功效，符合孕妈妈身体的需要。

4. 核桃。核桃含丰富的钙质、叶酸及其他维生素，有美肤、温肺、定喘及滑肠的功效，对胎儿的血液、骨骼形成及神经中枢系统发育很有帮助。

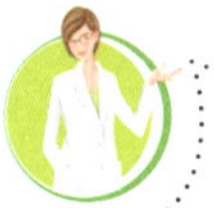

温馨小屋：吃零食注意事项

1. 在正餐之外，感到饥饿时可吃些小零食，但切忌过量。

2. 想吃零食，最好选择在饭后2～3小时进行，这样可避免血糖或尿糖升高太快。

3. 在晚饭后或睡觉前应少吃零食，尤其是富含水分的水果，否则，夜间频繁小便会降低睡眠质量。

4. 尽量不吃较咸的零食，以免盐分摄入太多，会加重妊娠水肿，甚至可能引起妊娠高血压。

不要喝含有刺激性成分的饮料

鲜榨果汁营养好

鲜榨的果汁，既保证了水果的营养，又没有添加防腐剂。另外，孕妈妈孕早期胃口不好，鲜榨的果汁可以促进孕妈妈的食欲，还能补充维生素。如果孕妈妈想喝饮料，可以适量喝点鲜榨果汁，比如，橙汁、苹果汁等，对身体也有好处。

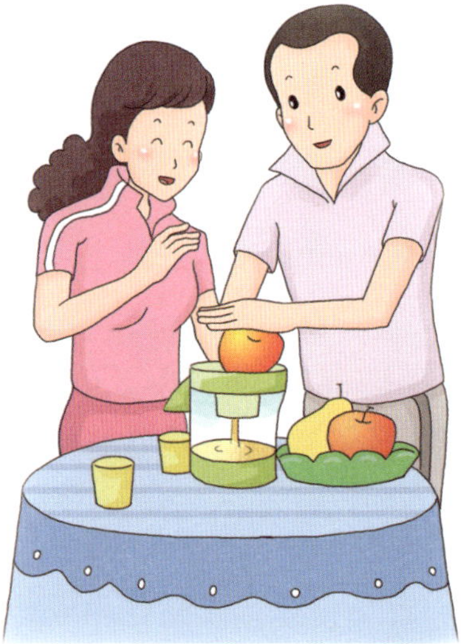

冰糖鸭梨汁——生津润燥

鸭梨性凉，具有生津润燥、清热化痰的功效；冰糖性平，能补中益气、和胃润肺。这道饮品具有止咳润肺、清咽利喉的功效。

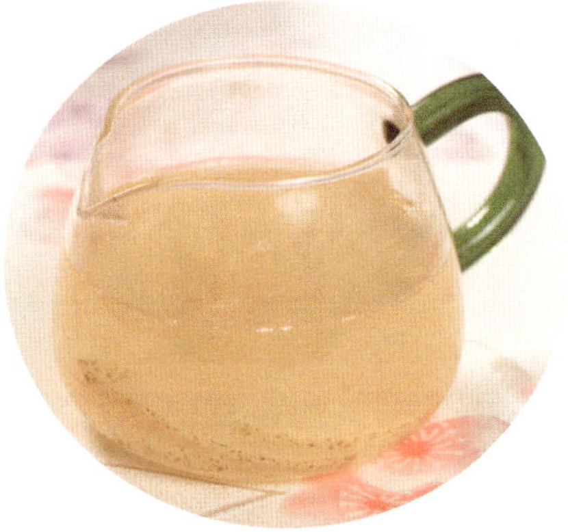

你不知道的小秘密

咖啡有提神醒脑、减轻疲劳的功效，但长期过量饮用咖啡会使孕妈妈出现心跳节律加快，血压升高，甚至患上冠心病和失眠症。因为咖啡中的咖啡因能破坏维生素，导致孕妈妈体内维生素缺乏。轻者表现为烦躁、易疲劳、记忆力减退、食欲下降及便秘等，重者可表现为多发性神经炎、心脏扩大、心跳减慢、肌肉组织萎缩或水肿等。孕妈妈过多饮用咖啡，其发生自然流产、早产及新生儿死亡的概率会增加。

孕妈妈可以喝瓶装饮料吗

瓶装饮料中都含有大量的糖分、防腐剂、色素、香精等，这些物质对孕妈妈和胎儿会产生不利的影响，故孕妈妈不可喝饮料。

孕妈妈不要喝太浓的茶

茶叶中含有2%～5%的咖啡因，每1升浓红茶中约含咖啡因0.12毫克。咖啡因具有兴奋作用，孕妈妈饮茶过浓、过多，会刺激胎动，影响胎儿的生长发育，还会造成婴儿手指及脚趾畸形、腭裂和其他畸形的可能。高浓度的咖啡因会加快孕妈妈心率，促进排尿，增加孕妈妈的心、肾负荷，极易诱发妊娠高血压疾病。所以孕妈妈不要喝太浓的茶。

美味厨房：冰糖鸭梨汁

原料：

鸭梨250克，柠檬50克，冰糖、纯净水各适量。

做法：

1. 将鸭梨去皮、去核，切小块，备用；将柠檬去皮，切块，备用。
2. 将鸭梨和柠檬放入榨汁机，加入适量的纯净水和冰糖后，打匀即可饮用。

多吃易消化的食物

从面包、粥类等食物中摄取碳水化合物

在怀孕早期，孕妈妈应该注意补充碳水化合物，大米、粥类和面包是不错的选择。

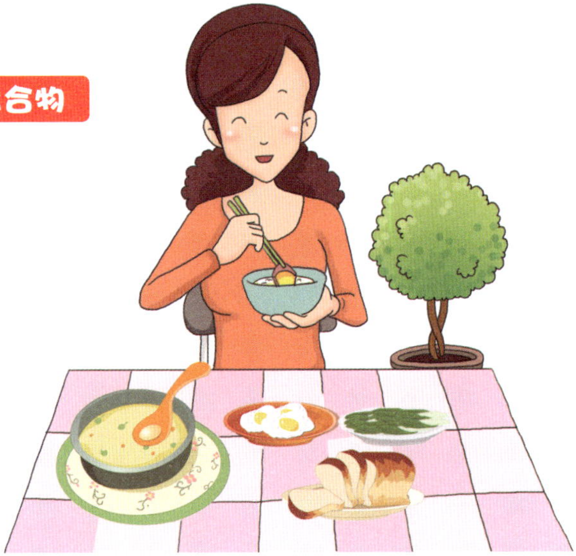

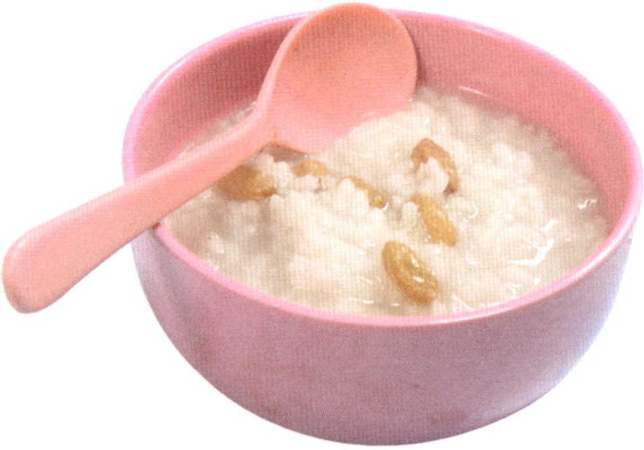

葡萄白糖粥——养胎安胎

孕妈妈食用此粥，可以养胎、安胎，久食益气，滋养母胎。

你不知道的小秘密

孕妈妈饮食要坚持少食多餐、细嚼慢咽的原则，多吃含蛋白质和碳水化合物较多的食物，不吃精细加工的糖和刺激性强的食物。

粳米可促进消化

粳米富含人体必需的氨基酸，还含有脂肪、钙、磷、铁及B族维生素等多种营养成分。粳米米糠层的粗纤维分子有助胃肠蠕动，对胃病、便秘、痔疮等有辅助疗效。

不要小瞧大米

对孕妈妈来说，大米是必需的营养食物。它含有的蛋白质和B族维生素可以促进胎儿大脑和骨骼的发育；碳水化合物和纤维素有助于孕妈妈的消化和吸收，同时纤维素是缓解孕期便秘的重要营养素。孕妈妈在孕早期需要积累脂肪，促进乳房的发育，因而应在孕早期适量吃点大米，但也不能过量，以免能量积累过多，导致肥胖。

美味厨房：葡萄白糖粥

原料：

葡萄干60克，粳米100克，白糖50克。

做法：

1. 先将葡萄干拣去杂质，用清水略泡，洗净。

2. 粳米淘洗干净，直接放入洗净的锅内，加入葡萄干、清水，置于火上，锅加盖，先用旺火煮沸，再改用文火煮成粥，以白糖调味即可。

多吃肉类、水果和蛋类

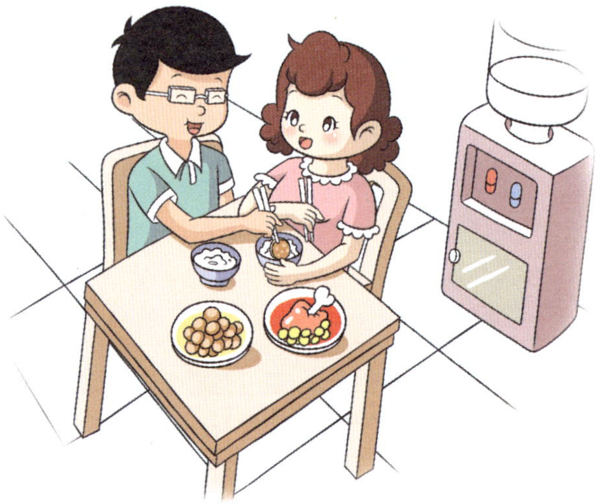

食用肉类的注意事项

腌腊熏烤类肉食，有致癌的风险，应该少吃。

冻肉营养差，所以尽量吃新鲜的肉。

肉汤类，不要只喝汤，也要吃肉。

吃猪肉时最好与豆类搭配，防止脂肪附着在血管壁上。

西瓜水果盅——祛暑热、解烦渴

西瓜味道甘甜多汁，既能祛暑热解渴，又有很好的利尿作用；菠萝味甘性温，具有解暑止渴、消食止泻的功效；荔枝肉含丰富的维生素C和蛋白质，有助于增强机体免疫力。

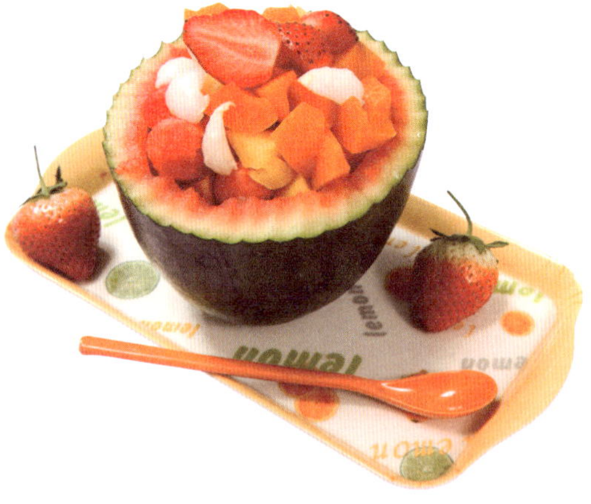

你不知道的小秘密

肉类、水果和蛋类不仅可以为孕妈妈提供必要的能量，还可以增加钙、铁、磷等元素的供给量，满足胎儿的大脑、骨骼的生长发育，避免胎儿发育迟缓或畸形，减轻孕妈妈便秘、孕吐等症状，促进食欲。

蛋类对孕妈妈有何益处

蛋类含有人体所需的8种必需氨基酸、丰富的维生素A、B族维生素、磷、必需脂肪酸、卵磷脂等，对维持母体健康、促进胎儿的生长发育有重要的作用。

孕妈妈吃羊肉要注意

羊肉对胎儿有益，孕妈妈也要注意羊肉的吃法，不要吃涮羊肉或者羊肉串，因为这些羊肉往往烹饪时间过短，会不熟。不熟的羊肉中，含有的寄生虫就不会被杀死，一旦被孕妈妈吃进体内，就有可能造成感染。有调查显示，孕期感染寄生虫，70%的人可能造成流产死胎，所以孕妈妈一定要注意羊肉要烹制完全熟透再吃。

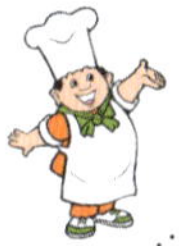

美味厨房：西瓜水果盅

原料：

西瓜1/2个，草莓10颗，桃肉30克，菠萝肉30克，荔枝肉5个。

做法：

1. 菠萝肉切块，桃肉切块。
2. 将西瓜瓤挖出来，去籽，切块；然后与菠萝块、桃块、草莓、荔枝肉一起装入掏空的西瓜内即可。

孕早期的营养特点

孕早期是指怀孕期的头3个月（1~12周）。在此期间，胚胎生长发育速度缓慢，胎盘及母体的有关组织增长变化不明显，母体和胚胎对各种营养的需要量比孕中、晚期相对要少。但是，孕早期正处于胚胎细胞的增殖分化和主要系统器官的形成阶段，是胎儿发育的最重要时期。尤其在怀孕的第3周至第9周，会有很多不利因素使胎儿发育不良或先天缺陷（畸形）。动物试验表明，某种营养或食物成分的缺乏或过量，可引起动物胚胎早期发育障碍和畸形。另外，某些食品添加剂、食品污染物对胚胎也具有毒性作用。在孕早期，绝大部分孕妈妈会有不同程度的早期妊娠反应，一般从怀孕的第6周开始，至第12周消失。妊娠反应往往会改变孕妈妈的饮食习惯，影响营养的摄入。

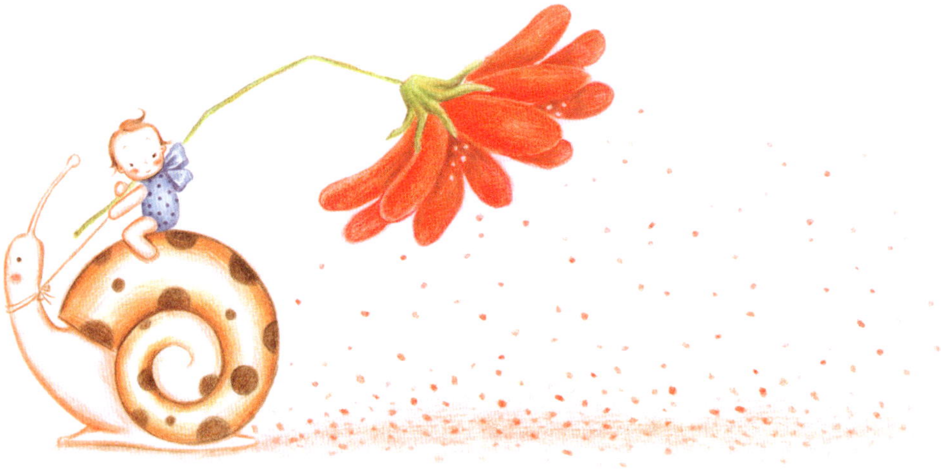

第三章

孕中期的营养

随着孕中期的到来，孕妈妈的身体舒适了很多，孕吐逐渐消失，胃口也好了。为了保证胎儿健康发育和母体组织的正常生长，孕妈妈对热能、蛋白质、脂肪、微量元素、维生素等各种营养素的需要量显著增加。

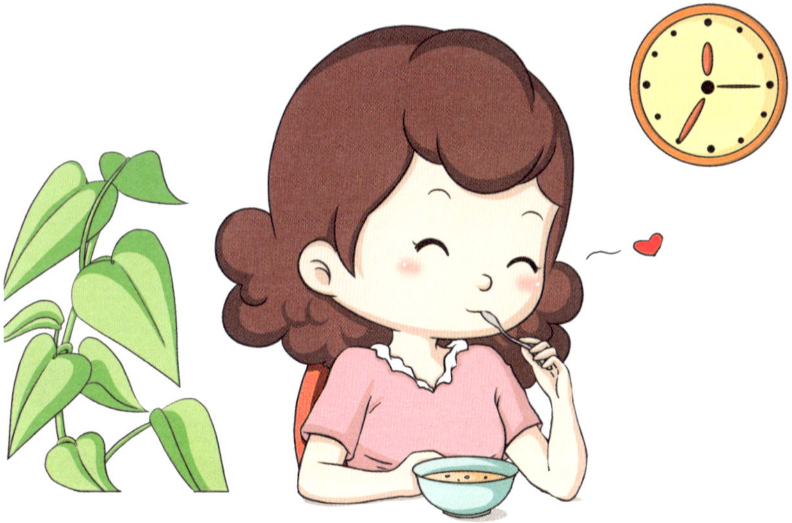

要适当储存脂肪

必需脂肪酸的食物来源

人体必需脂肪酸，如ω脂肪酸，人体本身不能产生，必须依靠饮食补充。ω脂肪酸与人体的能量储存、运氧、细胞膜功能和炎症调节等有关。不仅如此，ω脂肪酸对胎儿的眼睛发育也至关重要。ω脂肪酸常见于豆油、玉米油和葵花油等植物油中。

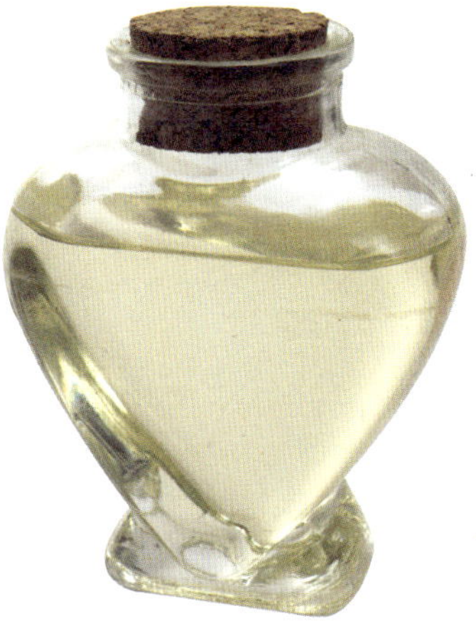

水晶肘子——补铁养颜

肘子可提供血红素，能改善缺铁性贫血。另外，其中含有大量的胶原蛋白，可以滋润肌肤。

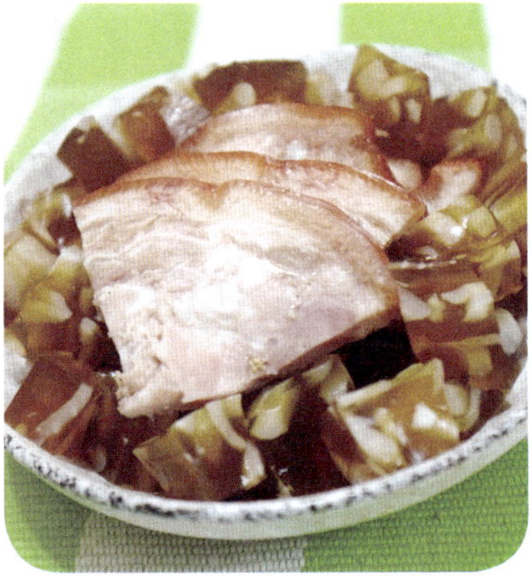

你不知道的小秘密

脂肪是人体必需的营养物质，脂肪酸则是脂肪的主要成分。脂肪酸是脑部和神经系统的组成部分，一旦脂肪所含的必需脂肪酸不能满足胎儿生长发育的需求，就会导致胎儿脑细胞繁殖速度减缓，最终影响胎儿的智力发育。

孕中期少吃肥肉

虽然胎儿的大脑发育需要补充脂肪，但是由于孕妈妈此时的消化吸收力增强，对脂肪的摄入量会不知不觉过量，脂肪囤积过多，容易造成血脂升高，出现酮血症、头晕、恶心等症状。所以，孕中期孕妈妈应适量吃肥肉。

美味厨房：水晶肘子

原料：

猪肘子1个（约750克），猪肉皮150克，盐、料酒、大茴香、花椒、葱白、姜、水各适量。

做法：

1. 猪肘子用温水泡30分钟，用刀刮净皮上的毛和油泥，洗净，剔去骨头，放入开水中煮至七成熟取出。
2. 将猪肉皮用刀刮净皮面油泥，洗净，放入开水中烫一下捞出，再洗净，切成长条。
3. 将葱白切成段；将姜切成块，用刀拍一下。将肘子皮朝下码在大碗内，加入猪肉皮、葱段、姜块、大茴香、花椒、盐、料酒、水，放入笼屉内蒸烂出锅。
4. 将肘子捞入另一大碗内，把汤用三层纱布滤去杂质，倒在肘子碗内，放凉即可。

补充足够的蛋白质

补充蛋白质吃什么好

随着胎儿的进一步生长发育，孕中期孕妈妈需要提供给胎儿更多的营养物质，特别是蛋白质，孕妈妈要多吃鸡蛋、牛奶等蛋白质含量高的食物。

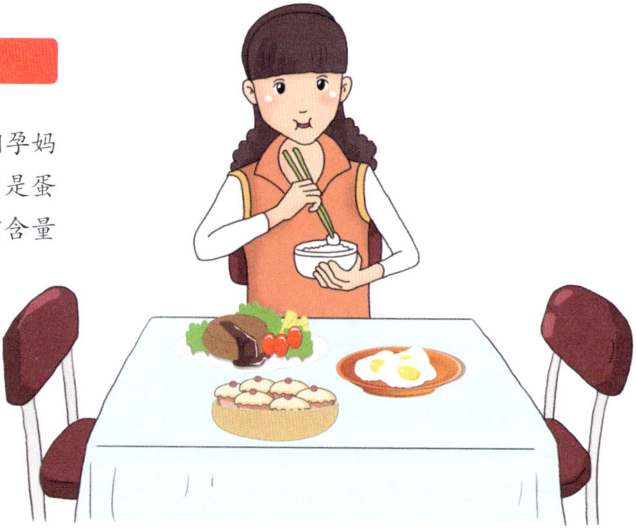

白菜炒鸡丝——营养易吸收

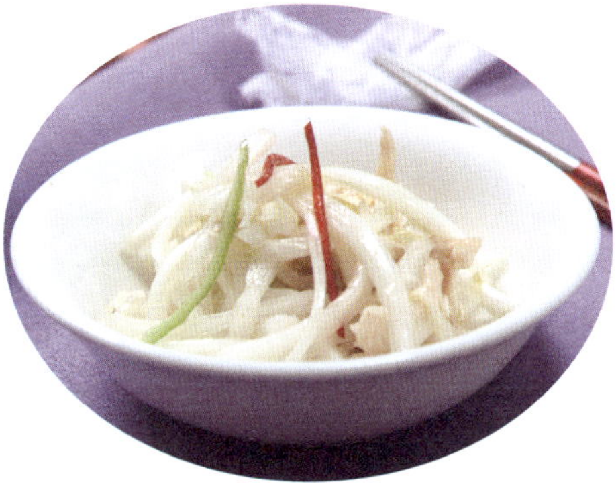

研究表明动物蛋白质所含氨基酸更利于人体吸收，所以动物性蛋白质比植物性蛋白质营养价值要高得多。此道菜肉质细腻，营养易吸收，是孕妈妈不错的选择。

你不知道的小秘密

孕中期，母体血液、乳房和子宫发生变化，胎儿脑部和胎盘进一步发育，孕妈妈对蛋白质的需求不断增加。此时若缺乏蛋白质，不利于胎儿的脑部发育和孕妈妈的身体健康。

各种蛋白质都应摄入

世界卫生组织建议，孕妈妈在孕中期，每天需要增加9克优质蛋白质，并需要合理安排饮食，保证动物性蛋白质和植物性蛋白质均衡摄入。

蛋白质含量高的食物

豆类、花生、肉类、乳类、蛋类、鱼虾类中蛋白质的含量较高，而谷类含量较少，蔬菜、水果中微乎其微。

黄豆、鸡肉是含蛋白质最多的食物，每100克黄豆含36.3克蛋白质；每100克鸡肉含23.3克蛋白质。

美味厨房：白菜炒鸡丝

原料：

鸡脯肉200克，鸡蛋4个（只用蛋清），白菜100克，鸡汤35克，湿淀粉15克，盐、味精、料酒、油各适量。

做法：

1. 将鸡脯肉和白菜切成丝。鸡蛋清中加入盐、味精、料酒、鸡汤、湿淀粉打匀，倒入鸡脯肉丝，搅拌均匀。

2. 锅内倒油加热，倒入蛋清鸡脯肉丝滑熟，放白菜丝继续翻炒，放适量盐调味，炒匀后即可。

储备热量

孕中期要增加热量储备

孕中期虽然要注意补充热量，但是也要适量。建议不要多吃高热量、高脂肪的食物，以免孕晚期肥胖，影响分娩。高热量的食物有动物脂肪、人造食用油以及糖类等。

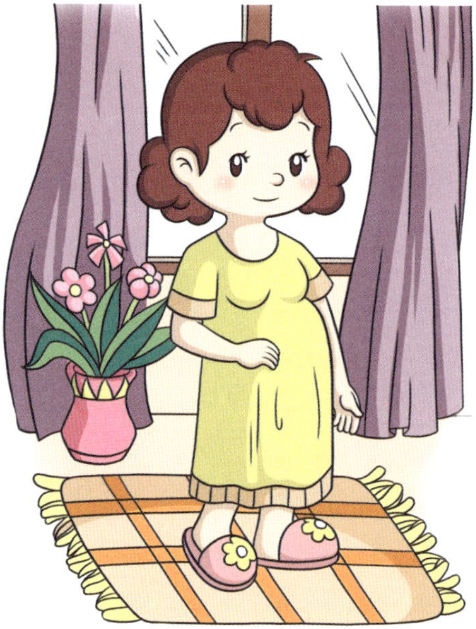

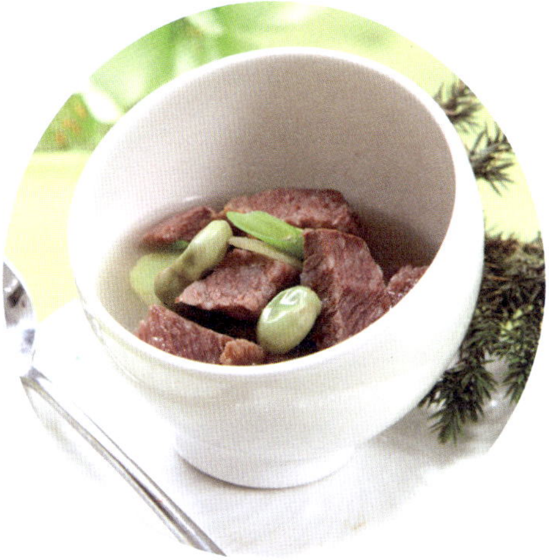

酸甜牛肉粒——增强抵抗力

牛肉中含有大量的蛋白质，可以增强人体的抵抗力，还能补充热量，孕妈妈可以适当吃一些。

你不知道的小秘密

在孕中期，孕妈妈的热量需求比孕早期有了大幅提高。为了保证孕妈妈的身体健康，应随时根据自身的体重变化合理储备热量。

孕中期应摄入多少热量

进入孕中期，孕妈妈甲状腺功能加强，胎儿发育旺盛，耗氧量变大，因而需要增加热量。怀孕中期每日的热能总需求为 300 千卡，至分娩时，热量较未怀孕时增加 20% ~ 30%。食物中的脂肪代谢占热量的 20% ~ 25%，其余由糖来补充。

孕妈妈每周增加的体重应维持在 0.3 ~ 0.5 千克。建议孕妈妈将部分米、面换成红薯或南瓜，这样不仅可以补充热量，还可以摄取较多的微量元素和维生素。

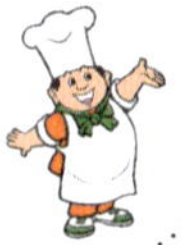

美味厨房：酸甜牛肉粒

原料：

牛柳150克，胡萝卜100克，青瓜100克，哈密瓜200克，蒜蓉、蛋清、盐、番茄酱、柠檬汁、嫩肉粉、上汤、花生油各适量。

做法：

1. 牛柳洗净，切成粒；胡萝卜、青瓜、哈密瓜洗净，切成粒。

2. 在牛肉粒中放入盐、嫩肉粉、蛋清，搅拌均匀，将花生油均匀地抹在最上面；10分钟后，放入六成热的油中，肉熟后捞出控干。

3. 在锅中留少量油，放入蒜蓉、番茄酱、柠檬汁，再加入牛肉粒、胡萝卜粒、青瓜粒，倒入上汤，煮沸后用收汁，放入盐及哈密瓜粒即可。

适量摄入维生素

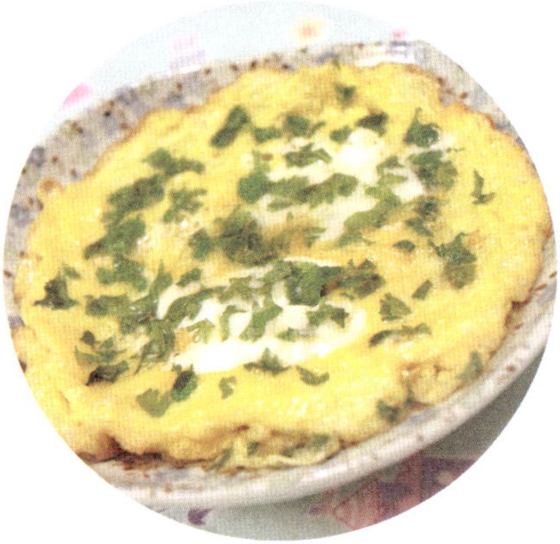

香椿芽焖蛋——富含多种维生素

香椿芽中含丰富的维生素E、磷以及优质蛋白。中医认为，香椿芽味性苦寒，具有清热解毒、健脾理气的功效。孕妈妈应该多吃一些。

含维生素B_6的食物

维生素B_6在酵母菌中含量很高，另外，动物肝脏、谷物、肉、鱼、蛋、豆类及花生中含量较多。

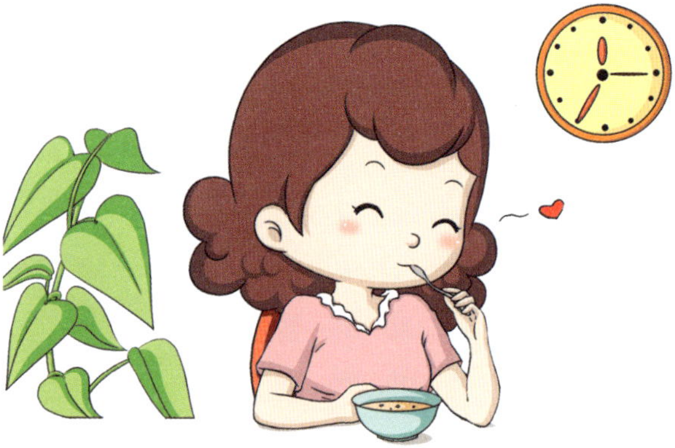

你不知道的小秘密

维生素 A 可以维持孕妈妈和胎儿上皮细胞的功能，并且能促进胎儿的骨骼发育，每天应摄入 800 ~ 1200 微克，其主要存在于动物肝脏、谷物、蛋类、蔬菜、水果、肉禽类中。

不可过量补充维生素 C

大量的维生素 C 代谢后会产生草酸钙，若囤积过多，会形成肾结石。另外，过多摄入维生素 C 还会造成维生素 B_{12} 代谢障碍，引发贫血。

增加摄取维生素 B_{12}、维生素 B_6

维生素 B_{12} 能促进红细胞发育成熟，缺乏时，可引起巨幼红细胞性贫血，其主要存在动物肝脏、奶类、肉类、蛋类、鱼类中。孕中期，胎儿和孕妈妈对维生素 B_{12} 的需要量会增加。

维生素 B_6 缺乏时，新生儿出生后体重不足，所以孕妈妈应每天适量补充。

美味厨房：香椿芽焖蛋

原料：

鸡蛋6个，鲜嫩香椿芽50克，花生油、盐各少许。

做法：

1. 将香椿芽洗净，放入碗中，倒入开水盖严，3分钟后取出，沥干水，切成碎末。
2. 将鸡蛋磕入碗中，加盐搅打至起泡沫。
3. 锅置火上，放入花生油烧热，将鸡蛋倒入锅内，急速炒两下，趁鸡蛋尚未炒熟时，将香椿芽碎末放在鸡蛋中间，用铲子将四周的鸡蛋向中心折叠，使蛋液包住香椿芽。然后将鸡蛋翻个身加少许水，改用小火焖3分钟即可。

多吃富含矿物质的食物

吃黑木耳可补铁

黑木耳中含有丰富的铁，比猪肝中的含量还要多，常吃黑木耳可防治孕妈妈缺铁性贫血。需要注意的是，鲜黑木耳含有毒素，最好选用干木耳。

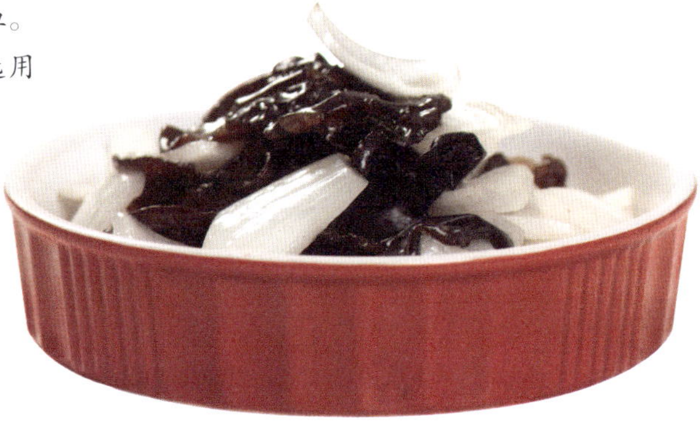

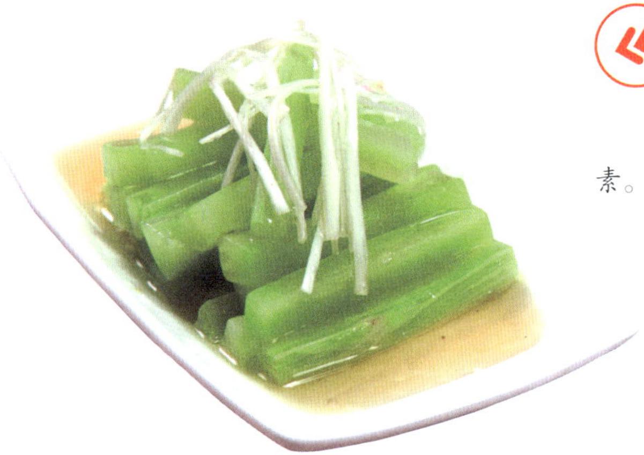

拌文武笋——营养又美味

笋含有丰富的钾、磷等矿物质和多种维生素。建议孕妈妈适量吃一些。

你不知道的小秘密

随着孕中期母体血容量的增加，孕妈妈体内的血液变得稀薄，胎儿也开始有了自身的造血功能。为此，孕妈妈一定要增加铁元素的摄入量，最好每天摄入 60 ~ 120 毫克。

碘的摄入

孕中期，甲状腺机能旺盛，碘需求相应也增加，缺碘易发生甲状腺肿大，并影响胎儿蛋白质的合成，可造成胎儿先天性甲状腺功能不全。

海带是补充碘的最佳食物，孕妈妈一周吃 1 ~ 2 次海带，每次一小碗，就可以满足孕中期碘的需要量，注意海带不能吃太多。

增加其他矿物质的摄入

孕中期，孕妈妈每天最好摄入 1000 ~ 1200 毫克的钙，可以通过饮用 500 毫升以上的牛奶或奶制品来摄取。此外，孕妈妈可以通过食用蔬菜类、蛋类、动物肝脏、豆类、海产品类等食物来获取碘、镁、锌、铜等矿物质元素。

美味厨房：拌文武笋

原料：

竹笋500克，莴苣250克，麻油、白糖、盐、味精、料酒、姜各适量。

做法：

1. 竹笋剥壳洗净，切成细长条，放入开水中煮透捞出，控净水，放入小盆内。
2. 莴苣削去外皮，洗净，切成细长条，放入开水中烫一下，捞出，控净水，盛入小盆内。
3. 姜洗净，用刀拍散切成末，撒入小盆内。
4. 再放入白糖、盐、味精、料酒、麻油，拌匀，装入盘中即可。

多吃主食

馒头的营养

很多孕妈妈认为馒头没有营养，所以吃得少。其实，馒头中含有大量的碳水化合物、脂肪、蛋白质、维生素以及矿物质，不要小瞧它。

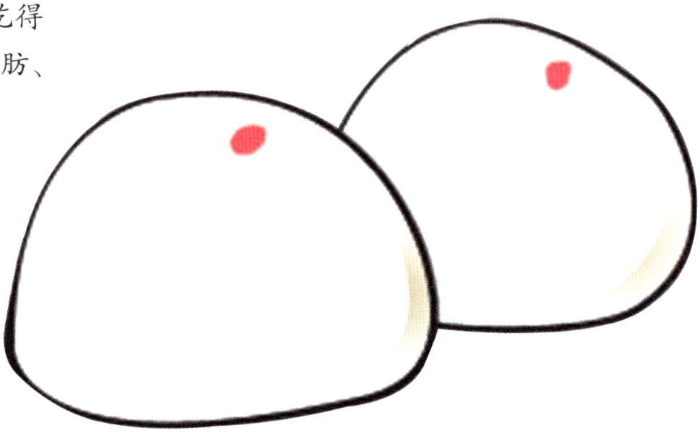

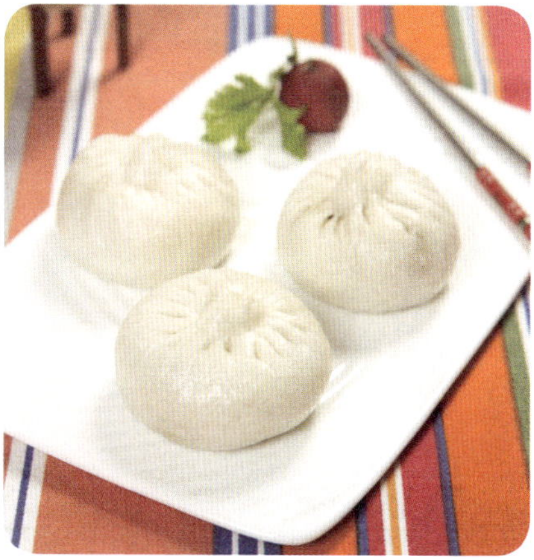

主食品种多样化

孕妈妈在孕期一定要注重确保主食的摄入量。主食品种要多样化，包子是很好的选择。包子通常是用面做皮，用菜、肉等做馅儿，这样一来，既保证了主食的摄入，还能补充其他的营养物质。

你不知道的小秘密

充足的主食可以满足孕妈妈对热量的需求，孕妈妈不必为了控制体重增长，刻意减少主食的摄入。而应该合理、多样化摄入，可将米、面与杂粮混合在一起吃。

怎么合理搭配主食

1. 八宝粥。把几种谷物混合，然后熬成粥，这样既保证了各种谷物的摄入，又有利于身体吸收。

2. 杂粮馒头。把几种杂粮磨成粉，然后掺合在一起蒸成杂粮馒头，这样既营养，又比纯麦馒头的味道好。

3. 包子。既有皮，又有馅。这样不但补充了主食的营养，还增加了蔬菜、肉的摄入。

4. 混合米糊。可以用米糊机，把各种谷物加在一起磨成米糊，口感更好。

美味厨房：蟹黄包子

原料：

面粉500克，肉300克，蟹黄、蟹肉共25克，鲜酵母、盐、酱油、白糖、料酒、熟油、葱末、姜末、各适量。

做法：

1. 锅置火上，加熟油烧热，放入蟹黄、蟹肉、葱末和姜末煸炒，再加入料酒、盐，至蟹黄出油，盛出。

2. 肉洗净，剁成细泥，放在盆内，加白糖、盐、酱油、炒好的蟹肉、蟹黄拌匀，即成馅心。

3. 在面粉中加入鲜酵母、清水，和成面团，盖上湿布，待发酵后，擀成圆皮，包入馅心，入笼用旺火蒸15分钟即可。

适当补充植物油

核桃仁炒芹菜——健脑益智

核桃仁是营养丰富的滋补果品，含有丰富的不饱和脂肪酸，有健脑益智的功效。

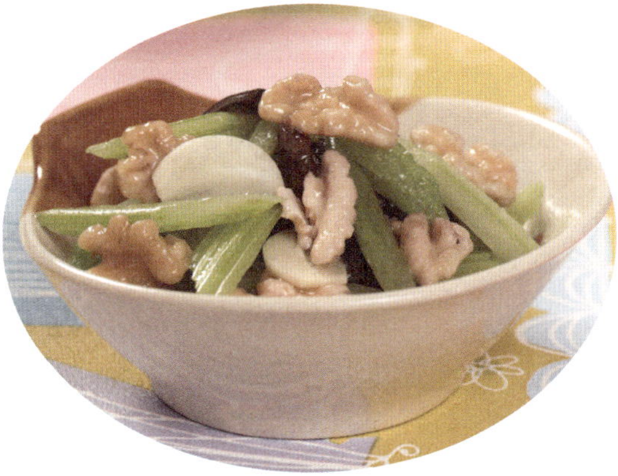

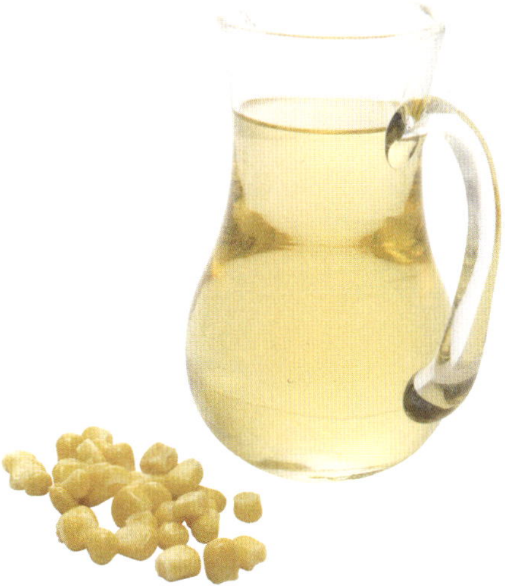

观色泽挑选质量好的植物油

品质好的大豆油为深黄色；菜籽油为黄中带点绿；花生油为浅橙色；麻油则为橙黄色。孕妈妈在挑选植物油要注意植物油的色泽，选择质量上乘的植物油。

你不知道的小秘密

植物油中含丰富的脂肪酸，对胎儿的脑部发育非常重要。孕中期应在烹调过程中多用植物油，少用动物油。也可多吃些核桃、芝麻、花生等含油脂丰富的食物。

含有亚麻酸的8种植物油

1. 花生油
2. 大豆油
3. 亚麻子油
4. 核桃油
5. 玉米油
6. 葵花子油
7. 橄榄油
8. 茶油

植物油的优势

植物油中富含不饱和脂肪酸，其中的亚麻酸对孕妈妈很重要，它被人体吸收后会衍生出EPA和DHA，这两种物质可以促进胎儿神经系统、脑以及视网膜的发育。所以，孕期最好选食富含亚麻酸的植物油。

美味厨房：核桃仁炒芹菜

原料：

芹菜200克，核桃仁80克，植物油、盐、味精、葱各适量。

做法：

1. 核桃仁提前浸泡4小时，捞出后控干水备用；芹菜洗净切段；葱切段。
2. 锅烧热，放植物油，放葱段炒香。
3. 放入核桃仁炸香，放入切好的芹菜，大火翻炒5分钟，加适量盐、水和味精，继续翻炒3分钟，即可出锅。

适量吃一些动物类食物

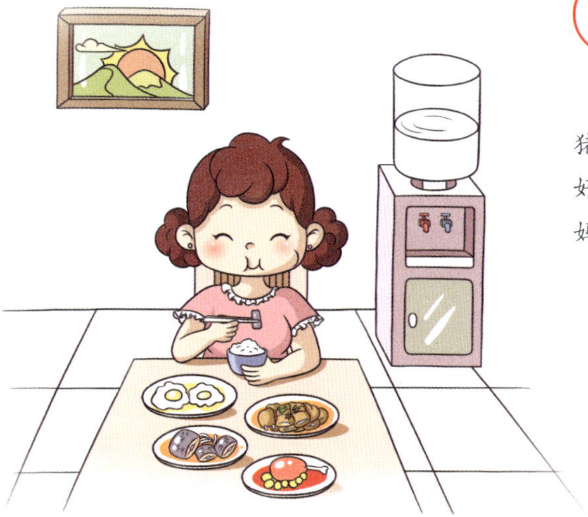

鸡肉更营养

鸡肉含有丰富的蛋白质，其含量比牛肉和猪肉更加丰富，而且鸡肉中蛋白质的质量也更好，最重要的是鸡肉的脂肪含量较低，对孕妈妈和胎儿都有好处。

鱼肉馄饨——高蛋白

鱼肉含蛋白质、钙、磷、铁、维生素 B_1、卵磷脂，对胎儿的大脑及身体发育很重要，孕妈妈要多吃一些鱼类食物。

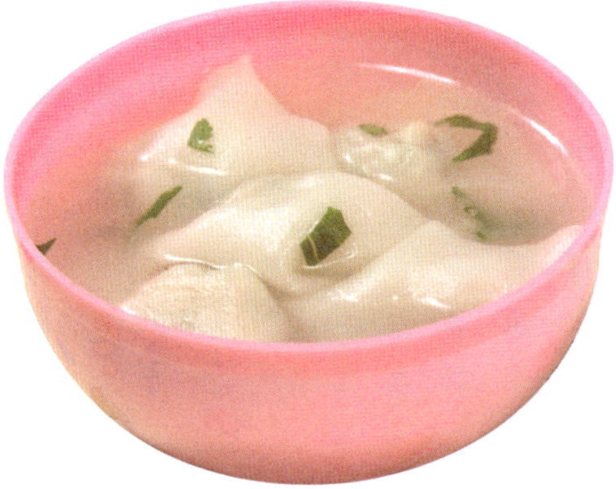

你不知道的小秘密

人体蛋白质的供应量中，动物性食物的比重占 1/3 以上。动物肝脏中含有非常丰富的优质蛋白质、血红素、维生素 A、维生素 B_2、维生素 B_{12} 和叶酸。鱼肉中丰富的脂肪酸能预防早产，促进胎儿神经细胞的发育。另外，鱼肉中的 DHA 有利于促进大脑中枢神经的发育。牛肉中含有丰富的铁、锌元素，可以促进胎儿神经系统以及免疫系统的发育，所以孕妈妈应多吃动物类的食物，但也要注意不要过量。

只吃素不健康

孕妈妈对营养素的需求大大超过普通人，无论是脂肪、蛋白质、维生素，还是各种矿物质，都需要合理摄入。只吃素，会影响某些营养成分的吸收利用，铁、锌、动物蛋白等的缺乏，很容易使胎儿营养不良。

美味厨房：鱼肉馄饨

原料：

鱼肉125克，肉馅75克，绿叶菜50克，葱花5克，淀粉50克，熟鸡油、料酒、味精、盐各适量。

做法：

1. 将鱼肉剁成泥，加盐拌匀，做成鱼丸。把鱼丸放在淀粉里逐个滚动，使鱼丸中渗进淀粉后有黏性并擀成鱼肉馄饨皮。
2. 将肉馅做成馅心，用鱼肉馄饨皮卷好捏牢。
3. 旺火烧锅，放入清水烧沸，下馄饨。用文火烧到馄饨浮上水面5分钟左右，即可捞出。
4. 在汤中加盐和料酒，烧沸后放入绿叶菜，放入味精，撒葱花，淋熟鸡油即可食用。

孕中期的营养特点

摄取足量的蛋白质

孕中期，为了满足母体和胎儿生长的需要，并为分娩和哺乳做储备，孕妈妈应增加蛋白质的摄入量，每天比孕早期应增加15～25克蛋白质。动物蛋白质与植物蛋白质应各占一半。

适量的脂肪

孕中期，脂肪开始在腹壁、背部、大腿等部位大量存积，为分娩和哺乳做能量储备。孕妈妈应适当增加植物油的摄入量，也可吃一些花生仁、核桃、芝麻等必需脂肪酸含量高的食物。

摄入足够的维生素

孕中期对叶酸、维生素B_6、维生素C以及其他B族维生素的需要量大大增加。

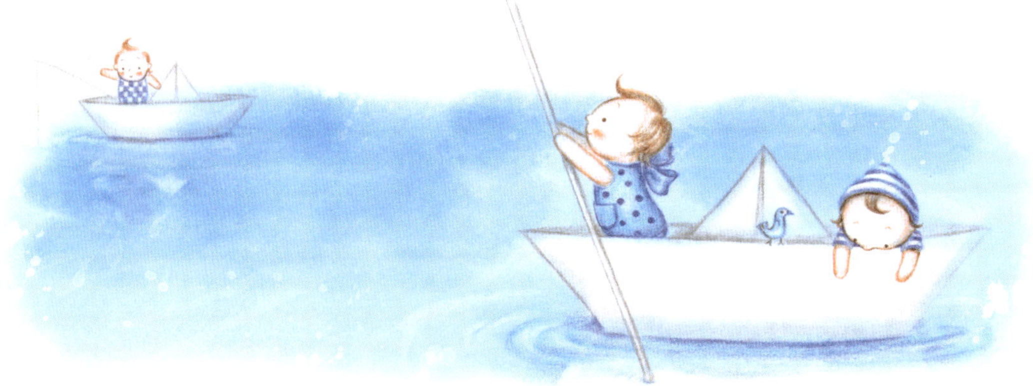

第四章

孕晚期的营养

孕妈妈结束了舒适的孕中期，进入了孕晚期，可能会出现便秘、水肿、食欲下降等症状。此时，孕妈妈更应该在饮食上加强营养的摄入，并为胎儿的出生储存营养。孕妈妈还可以通过饮食缓解孕晚期的不适症状。

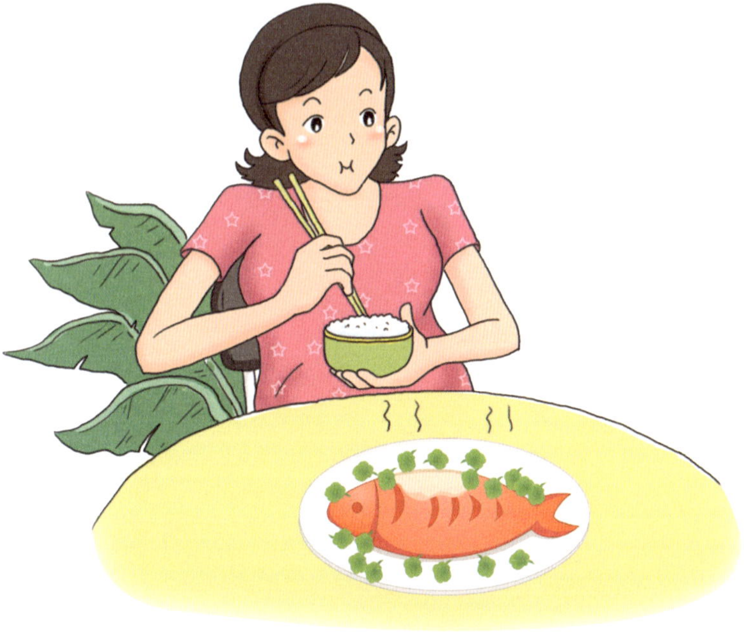

摄入足够量的钙质

孕晚期防缺钙

孕妈妈在孕晚期容易缺钙，易出现双腿酸痛感，严重时可患骨质疏松等病症。因此，进入孕晚期，尤其要注意补钙。

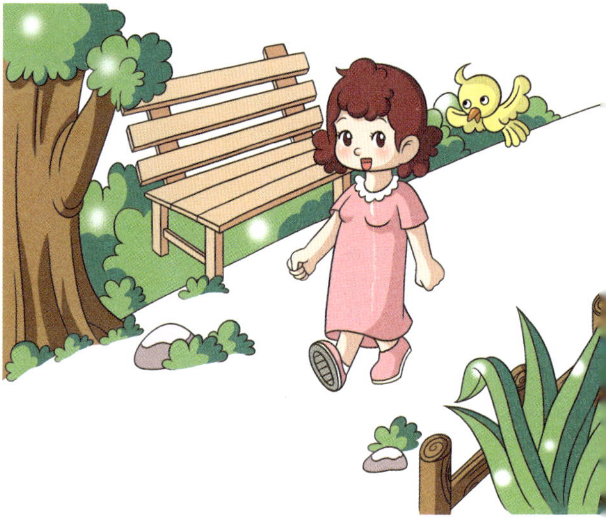

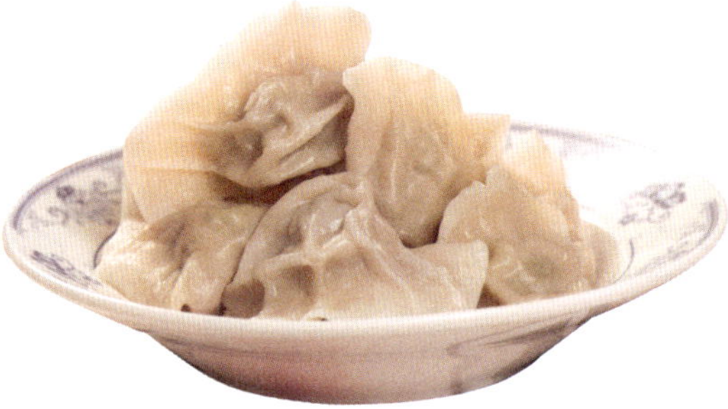

鲜贝蒸饺——补钙佳品

鲜贝蒸饺含钙高，又美味，很适合孕期没有食欲的孕妈妈食用。

你不知道的小秘密

进入孕晚期，孕妈妈应每天摄取 1500 毫克钙，因为母体钙的贮备增加，胎儿的牙齿、骨骼钙化加速。胎儿体内的钙，一半以上是在孕期的最后 2 个月贮存下来的。当孕妈妈钙的摄入量不足时，胎儿会动用母体骨骼中的钙，很可能致使孕妈妈骨质疏松。

怎样晒太阳最补钙

1. 晒太阳要直接暴露在阳光下，不要隔着玻璃。

2. 晒太阳要掌握好时间，在冬天，应保证每天晒1小时；在夏天，应保证每天晒30分钟。

3. 要选好晒太阳的最佳时间，上午宜在 9 点半左右，下午宜在 4 点半左右。

4. 孕妈妈在晒太阳时，要注意防晒。

补钙过程中应注意的事项

1. 摄取含钙量丰富的食物，孕妈妈每天保证喝 500 毫升牛奶或牛奶、豆浆各一半。

2. 增加户外活动，接受阳光的照射，使体内产生促进钙吸收的维生素 D。

3. 适当增加运动，这种骨骼肌的运动，有利于钙被机体利用。

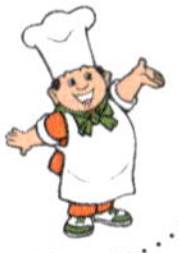

美味厨房：鲜贝蒸饺

原料：

面粉100克，猪肉50克，鲜贝、冬笋各50克，白糖、盐、葱末、姜末、料酒适量。

做法：

1. 将面粉加水揉成光滑的面团，备用。
2. 猪肉剁成馅，鲜贝洗净，沥干水分，冬笋煮熟后切成末。
3. 将笋末放入肉馅中，再加入盐、白糖、料酒、葱末、姜末搅拌均匀。
4. 将面团捏成剂子，擀成饺子皮形状，放入馅包成饺子，入蒸屉蒸熟即可。

保证热量充足

甜食要少吃

甜食含糖量高，孕妈妈吃得太多，就会造成血糖浓度增高，这样可能导致胎儿巨大，增加难产的风险。

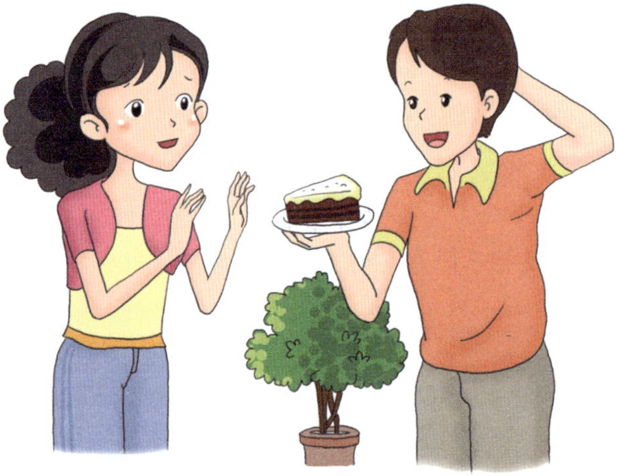

香椿蛋炒饭——提供热量

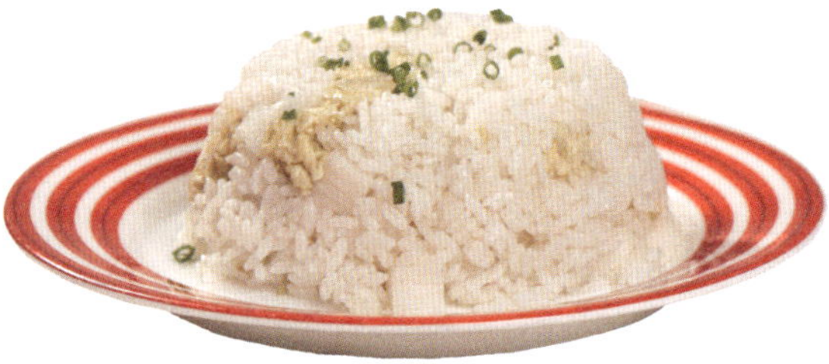

香椿富含维生素C、优质蛋白、磷等营养物质，是不可多得的营养食物，孕妈妈可以在当令时多吃香椿。

你不知道的小秘密

孕晚期胎儿生长发育迅速，孕妈妈的新陈代谢也加速，需要补充大量的热量。另外，胎儿在孕晚期开始储存脂肪和糖原，因而孕妈妈应保证充足的热量，以便为胎儿的生长发育提供足够的营养。需要注意的是，在孕晚期，应适当减少脂肪和碳水化合物的摄入量，以免胎儿过大，造成难产。

孕妈妈吃什么补充热量

想要补充足够的热量，又不至于肥胖，孕妈妈可以适当食用一些麦片、脱脂牛奶、瘦肉、香蕉等。

补充热量不等于多吃

有些孕妈妈认为孕晚期胎儿大了，就要多吃，才能给胎儿补充更丰富的营养。但根据调查发现，补充热量不等于多吃。因为在孕晚期有高达85%的孕妈妈都过胖，却有94%的胎儿体重却没相应增加。所以补充热量要合理、均衡。

美味厨房：香椿蛋炒饭

原料：

米饭250克，猪瘦肉70克，香椿芽120克，鸡蛋2个，盐、花生油、水淀粉各适量。

做法：

1. 将猪瘦肉洗净，切丝，放入碗内，加水淀粉、盐和半个鸡蛋清拌匀；将剩余的鸡蛋打碎，拌匀；香椿芽洗净，切碎，备用。
2. 锅内放油，加热，放入肉丝炒散，盛出。
3. 锅内放油，加热，再将肉丝和鸡蛋、香椿倒入，用旺火炒匀，倒入米饭翻炒熟即可。

摄入足量的脂肪酸

腐竹中的营养

腐竹营养丰富，鲜香味美，其中含有极丰富的蛋白质，必需脂肪酸，碳水化合物，钙、磷、铁等矿物质，粗纤维，维生素 B_2 及尼克酸。

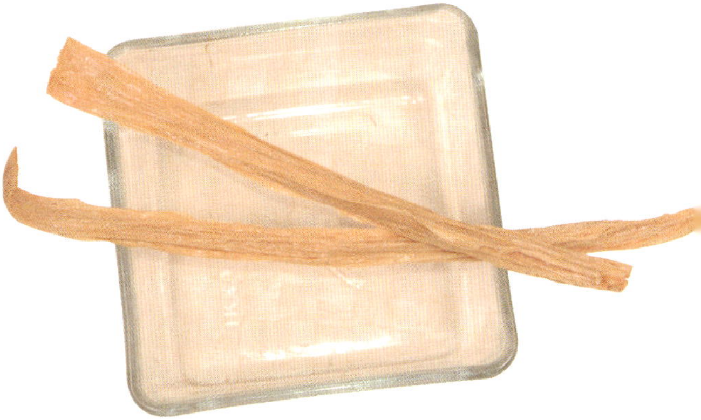

核桃猪腰汤——补脑健肾

此道菜中：核桃补脑，猪腰补肾。最重要的是使用植物油烹饪，更补充了胎儿需要的脂肪酸，对孕妈妈和胎儿十分有好处。

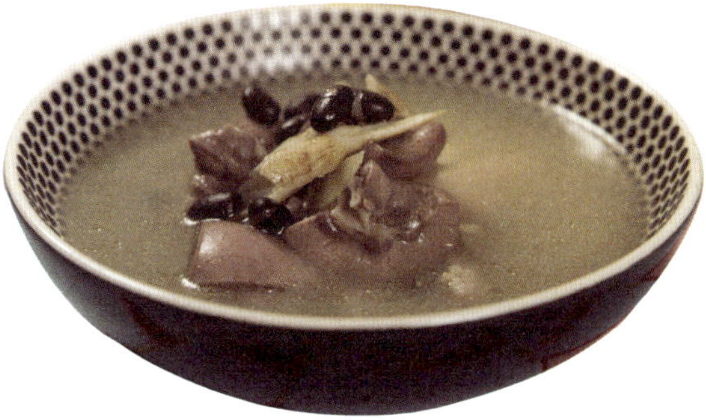

你不知道的小秘密

脂肪酸可以增加胎儿大脑神经细胞的体积，并加速其髓鞘化。在脂肪酸中，尤其需要补充亚油酸，同时亚油酸需要在维生素 B_6 的作用下转化成花生四烯酸，满足胎儿大脑的生长发育所需。

孕妈妈缺乏脂肪酸的后果

1. 胎儿宫内发育迟缓。
2. 胎儿视力发育不良。
3. 新生儿体重低。

脂肪酸的食物来源

1. 植物油，比如豆油、花生油、橄榄油等。

2. 富含油脂的食物，比如花生仁、核桃仁、芝麻等。

3. 鱼类，比如沙丁鱼，鲑鱼等。

4. 其他，比如蛋类、乳制品、海藻、腐竹等。

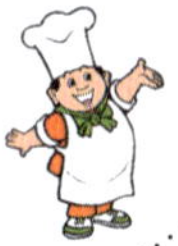

美味厨房：核桃猪腰汤

原料：

猪腰1个（约200克），核桃仁100克，红枣50克，盐适量。

做法：

1. 将猪腰剖开，切去中间的白筋。
2. 用清水浸泡猪腰2小时，中间多换几次水以去除异味，捞出后切薄片。
3. 红枣浸软去核，备用。
4. 将核桃仁与猪腰、红枣一起放在锅内熬煮2小时。
5. 放入盐调味即可。

合理补充维生素和蛋白质

阳春面——补充蛋白

阳春面富含蛋白质、脂肪、碳水化合物等，能提供人体必需的B族维生素和矿物质。其易于消化吸收，有辅助改善贫血、增强免疫力等功效。

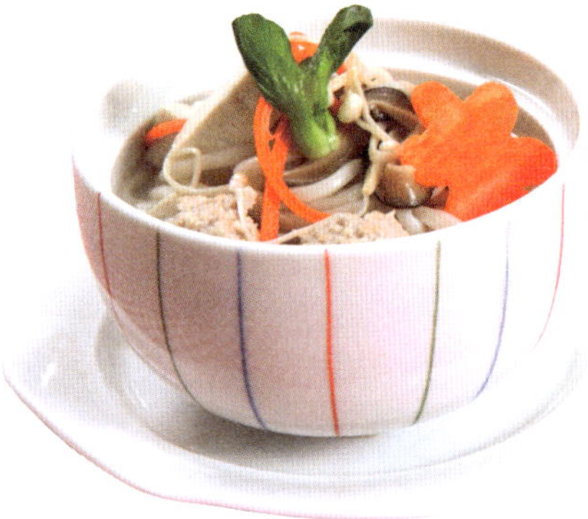

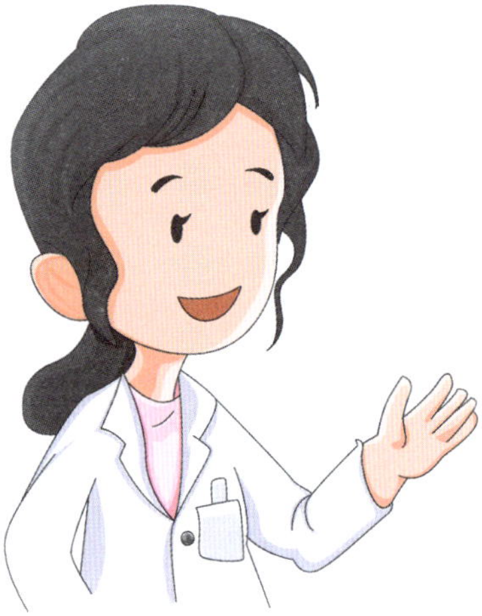

专家给出摄取蛋白质的建议

医学专家实验证明，胎儿的脑部发育有两个高峰。第一高峰在怀孕的第26周；第二高峰在接近临产期。这两次高峰是脑部神经元增殖、分化及神经胶质增殖、分化速度最快的时期。所以需要的蛋白质会增加，孕妈妈在这两个高峰期应多摄取蛋白质。

你不知道的小秘密

维生素可使孕妈妈精力充沛、免疫力增强、易于分娩；促进胎儿毛发、皮肤、眼睛及其他器官的发育。孕晚期，胎儿生长迅速，且胎儿和孕妈妈体内会储存大量蛋白质，因此，孕妈妈还应多补充优质蛋白质。

孕晚期应摄入多少蛋白质

孕晚期，孕妈妈每天应摄入75～100克优质蛋白质，多吃一些富含优质蛋白质的食物，比如，鸡肉、猪肉等，还可以食用海产品。

多吃一些豆类蛋白

孕晚期除了从禽肉类、鱼类、蛋类和奶类中摄取蛋白质外，还应该注重摄取豆类蛋白。豆腐、豆浆是优质蛋白的较好来源。它们既保留了豆类中营养成分，又去除了豆类蛋白中不利于消化的物质，增强了蛋白质的消化利用率。

美味厨房：阳春面

主料：

鸡蛋面条100克，鸡蛋1个（约60克），盐、味精、麻油、高汤、花生油各适量。

做法：

1. 将鸡蛋打入碗内，用筷子打匀。把炒勺置于火上，放入花生油烧热，倒入蛋液摊成蛋皮，取出切成细丝。
2. 锅中加水烧开，下鸡蛋面条煮熟，捞出盛在碗内，撒上蛋皮丝。
3. 将高汤倒入炒勺中烧开，撇去浮沫，用盐、味精调味，再点些麻油，浇在面条上即可。

多吃鱼类

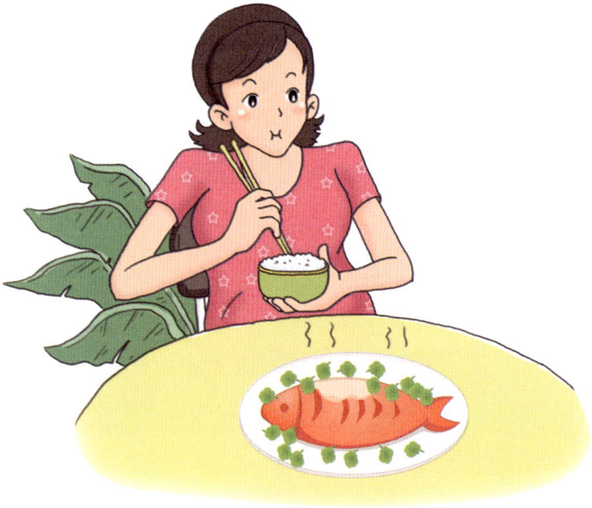

不要吃生鱼片

孕妈妈最好不要吃生鱼片。生鱼片虽然经过处理，但很可能残留细菌和寄生虫，影响孕妈妈的身体健康。有的孕妈妈吃生鱼片时喜欢蘸芥末吃，这也不可取，因为芥末的刺激性较强，孕妈妈吃了容易引起子宫收缩，甚至可引发早产。

荷包鲫鱼——可增强孕妈妈的食欲

荷包鲫鱼，鱼肉鲜嫩，富含优质蛋白质，营养丰富，能增进孕妈妈的食欲。

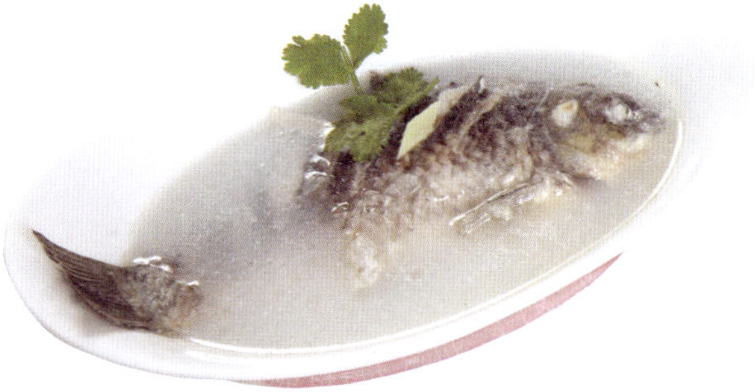

你不知道的小秘密

鲫鱼有滋补健胃、利水消肿、通乳、清热解毒的功效，对各种水肿、腹胀等皆有益，对孕妈妈十分有益。

煎焦的鱼能吃吗?

煎焦的鱼最好不要吃，因为鱼煎焦后会产生强致癌物质——苯并芘，它的毒性比黄曲霉素还要高。所以孕妈妈一定要注意。

孕妈妈吃鱼类禁忌

鱼类营养价值很高，但是有些鱼类并不适合孕妈妈食用，比如，汞含量高的鱼类、咸鱼、化工厂附近水域的鱼类、变质的鱼等，所以孕妈妈在选择鱼类的时候一定要注意。

美味厨房：荷包鲫鱼

原料：

鲫鱼350克，精肉200克，油100克，葱、姜、酱油、料酒、糖、盐、味精各少许。

做法：

1. 鲫鱼从背脊开刀，挖去内脏，洗净，在身上刮几刀。
2. 精肉切成细末，加盐、味精拌匀。
3. 将精肉塞入鲫鱼背上刀口处。
4. 将鱼下油锅，两面煎透。
5. 放入料酒、酱油、葱、姜、糖入味即可。

适当控制饮食

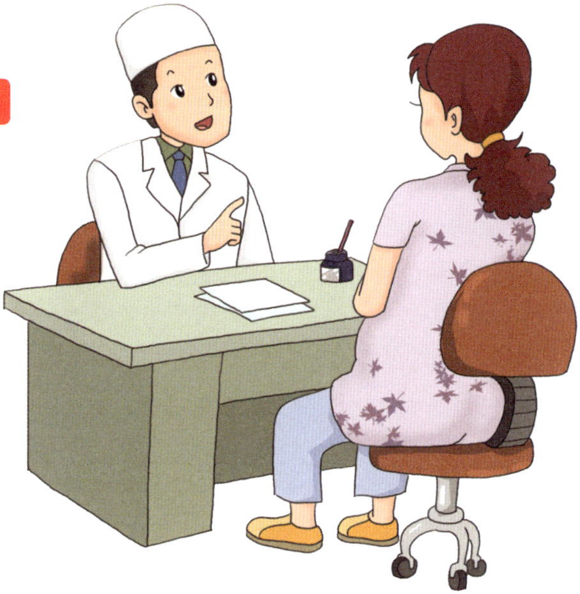

孕晚期应该少吃的食物

忌食过咸、过甜或油腻的食物。

忌食刺激性食物。

盐腌渍类食物应少吃。

酒、浓咖啡应避免。

莲子芡实粥——高营养低热量

此道粥含有孕妈妈必需的蛋白质、脂肪酸、粗纤维、钙、磷、铁、维生素C等多种营养物质。而且热量不高，还可以降血脂。

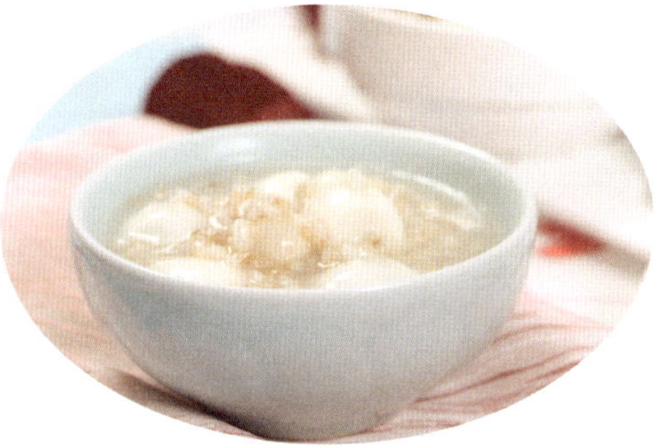

你不知道的小秘密

接近预产期时，胎儿的位置向下移动，对胃的压迫减轻许多，孕妈妈的食欲随之有所恢复。这时很容易营养过剩。因此，这一时期孕妈妈一定要控制饮食，避免临产前体重大增，造成分娩困难。

控制饮食的误区

误区一：主食热量高。

误区二：多吃粗粮，不吃细粮。

误区三：主食只包括五谷类。

误区四：晚餐不吃主食。

控制饮食很有必要

孕晚期是胎儿生长最快的三个月，孕妈妈的饮食要均衡合理，这样才能给胎儿提供所需的营养。但不要过度地增加营养，这样不利于母胎健康，孕妈妈过于肥胖可能出现妊娠期高血压疾病，也可能导致胎儿巨大，从而给分娩带来困难，出现难产。

美味厨房：莲子芡实粥

原料：

空心莲子50克，芡实50克，糯米100克，鲜莲叶1张，桂花卤10克，白糖150克，清水1500毫升。

做法：

1. 鲜莲叶洗净，用开水烫过待用。

2. 将糯米淘洗干净后放入锅内，加入空心莲子、芡实及清水，上火烧开，转用文火煮成粥。粥好后覆以鲜莲叶，盖上盖，5分钟后拿掉莲叶，加入白糖、桂花卤即可。

孕晚期的营养特点

孕晚期，即怀孕的第29周至第40周，也就是孕期的最后3个月。在此期间，孕妈妈应格外注意补充两种营养物质：钙和维生素B_1。

1. 钙的需求量增大：妊娠全过程皆需补充钙，但孕晚期钙的需求量显著增加，一方面母体所需钙的贮备增加，另一方面胎儿的牙齿、骨骼钙化加速。胎儿体内的钙一半以上是在孕期的最后两个月贮存下来。孕妈妈钙的摄入量不足时，胎儿可动用母体骨骼中的钙，致使孕妈妈发生骨质疏松。胎儿缺钙时还会发生颚骨及牙齿畸形、不对称现象。

2. 注重维生素B_1的补充：孕晚期维生素B_1不足，易引起呕吐、倦怠、肌体无力，还可影响分娩时的子宫收缩，使产程延长，分娩困难。

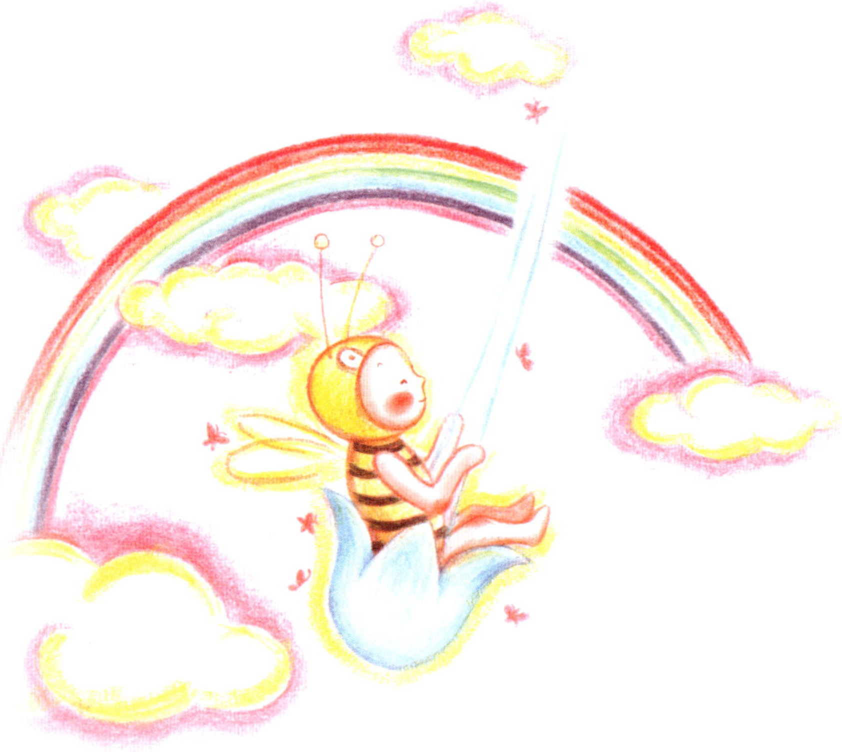

第五章

孕期常见不适的饮食调养

母爱是伟大的，因为她们有勇气面对分娩带来的疼痛，更有勇气承受在孕期出现的各种不适，如早孕反应、便秘、水肿等。孕妈妈在出现不适症状后，应积极应对，及时解决。症状严重的，需要到医院请医生治疗。症状轻微的可通过饮食进行调理。

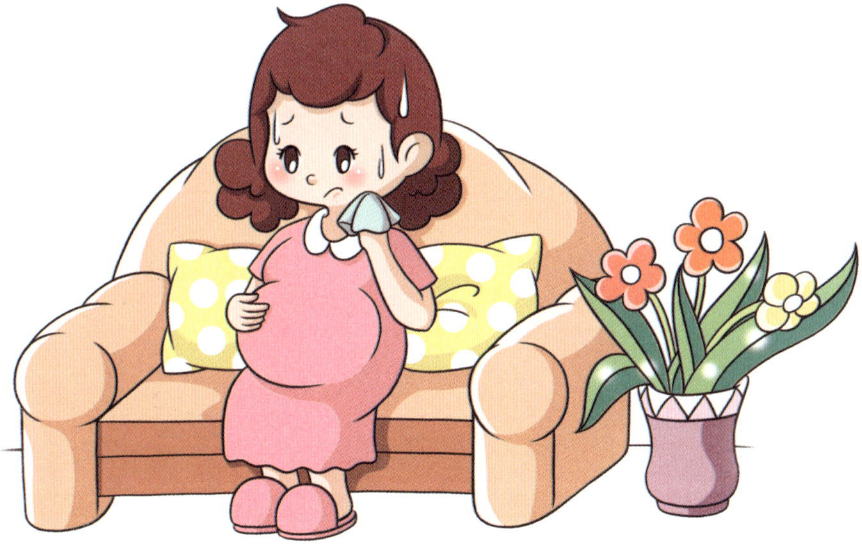

孕吐：多吃碳水化合物含量高的食物

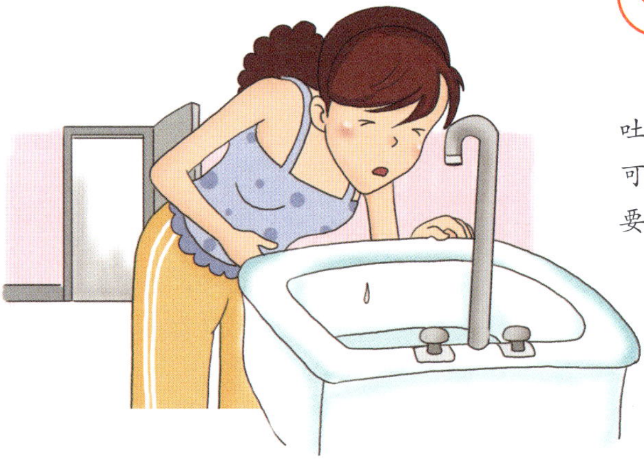

饮食宜清淡

碳水化合物含量较高的食物可以缓解孕吐。孕妈妈可以吃点用醋、姜凉拌的蔬菜，也可以吃些香蕉、土豆。另外，饮食宜清淡、不要太油腻。

鸡蛋米醋汤——缓解孕吐

鸡蛋米醋汤，可滋阴养胃，清热止呕。对于胃阴亏虚所致的呕吐或干呕、口燥咽干、胃部不适等症有一定效果。

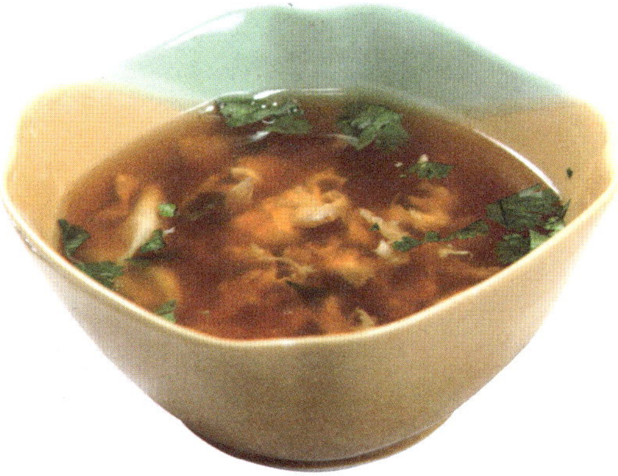

你不知道的小秘密

有些孕妈妈在孕早期常感到恶心、呕吐，有些人则完全没有这些现象。这些都属于怀孕的正常反应。不过，通常孕吐会在怀孕 4 个月后便逐渐减轻以至消失，所以孕妈妈无需过分紧张，只要注意调节饮食习惯，便可相对轻松地渡过孕吐的阶段。

如何减轻孕吐

1. 吃含较多淀粉及糖分的食物，如饼干、面包、米饭、马铃薯等。
2. 少食多餐，将一日三餐的食物分为六七次吃，在感觉较好的时间进食。
3. 避免吃刺激性的食物。
4. 在家中或工作的地方常预备一些有助抑制恶心的食品，如淡味薄荷糖、果仁、葡萄干、柠檬、青苹果。饮品方面可以喝易吸收的新鲜果汁、牛奶或用脱脂奶制成的奶昔等。

美味厨房：鸡蛋米醋汤

原料：

鸡蛋2个（约120克），白糖30克，米醋100克。

做法：

1. 将鸡蛋磕入碗内，用筷子搅匀，加入白糖、米醋调匀，待用。
2. 锅置火上，加清水适量，用旺火煮沸，淋入调匀的鸡蛋液，煮沸即可。

牙龈出血：补充维生素C

多吃富含维生素C的食物

樱桃、番石榴、猕猴桃、西蓝花、草莓、柿子、柠檬、西红柿、苦瓜等水果蔬菜都富含维生素C，孕妈妈经常食用可缓解牙龈出血的症状。

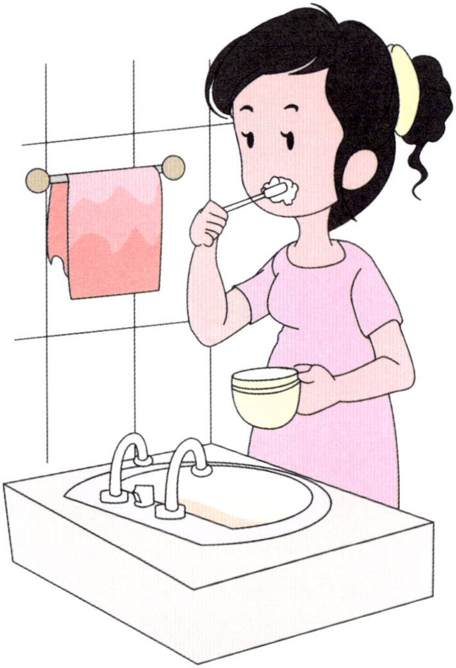

草莓酸奶——缓解牙龈出血

草莓中含有大量的维生素C，这对缓解牙龈出血有很好的作用。同时，酸奶有助消化。

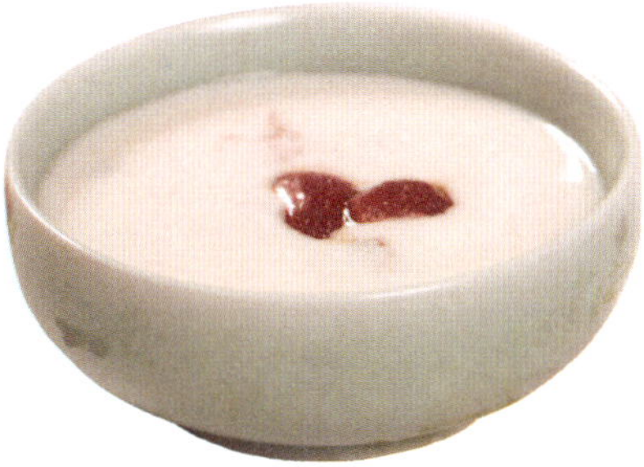

你不知道的小秘密

由于怀孕后，孕妈妈身体激素分泌发生改变，全身的血液量增加，致使牙龈增厚及变软，特别是环绕牙齿边缘的牙龈部分发生肿胀。如果不注重口腔及牙齿的卫生，让食物碎渣堆留在牙齿基部周围的缝隙内，细菌便得以繁殖，易导致牙龈出血，甚至患上牙龈炎。

孕期警惕牙龈出血

孕期，激素的变化会影响口腔黏膜，使之变薄变脆，所以孕妈妈很容易牙龈出血，需要勤漱口、勤刷牙，注意口腔卫生。

1. 每次吃完东西及时漱口，能避免食物残渣发酵腐蚀牙齿和减少口腔细菌的繁殖。漱口水可以是清水，也可以是淡盐水或2%的苏打水。

2. 孕期使用的牙刷最好是软毛刷，可减少对牙龈的刺激。每次刷牙牙膏也不需要很多，一般占到刷头的1/3或1/4即可。而且，牙膏清洁牙齿主要靠其中的摩擦颗粒，而不是泡沫，所以最好不要在刷牙前将牙膏蘸水，那样会降低摩擦颗粒的作用。

3. 尝试用牙线清洁牙齿，牙线能清理到牙缝里的残渣，清洁效果比较好。

4. 定时看牙医，每半年洗一次牙。

美味厨房：草莓酸奶

原料：

浓缩的柠檬汁100毫升，酸奶500毫升，白糖适量，新鲜的草莓6个（约100克）。

做法：

1. 将柠檬汁及白糖掺在一起，放入搅拌器中，搅1分钟后，加入酸奶，再搅拌10秒钟，倒入杯中。

2. 将草莓用清水洗净切成小瓣。

3. 将草莓瓣倒入搅拌好的酸奶中。

胃灼热：少吃酸辣刺激的食物

吃什么缓解胃灼热

孕期，很多孕妈妈都会出现胃灼热的症状，如果不是很严重的话，建议多吃富含β-胡萝卜素的蔬菜以及富含维生素C的水果，比如，胡萝卜、甘蓝、猕猴桃等。

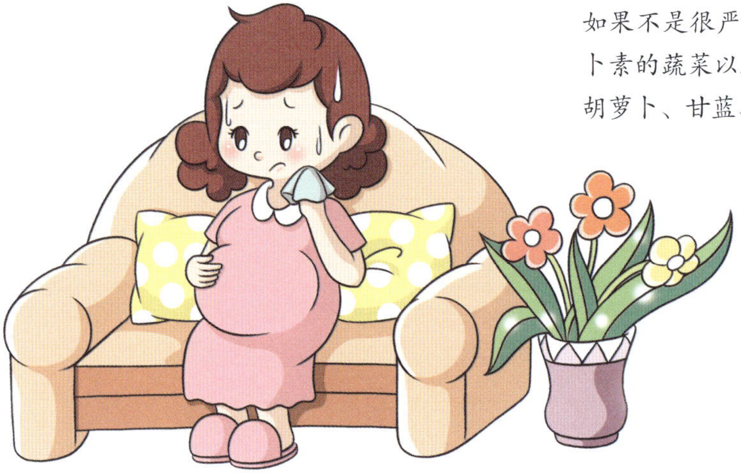

冰糖炖木瓜——缓解胃灼热

木瓜的营养成分适合胃的吸收，可以当做养胃食物。孕妈妈如果有胃灼热的症状，可以适量吃一些木瓜缓解。

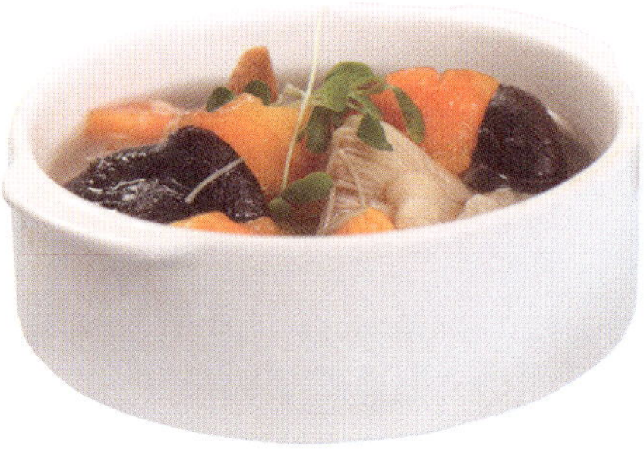

你不知道的小秘密

孕晚期，孕妈妈常觉心口难受，以及感到体内湿热不适，一般情况下这都属于孕晚期正常现象。因为胎儿日益长大，被撑大的子宫，压迫到胃部附近，影响了消化机能。当有少量的胃酸反流进入食道时，令人不适，产生胃反流性烧灼。

如何减轻胃灼热

1. 采取少食多餐的饮食方法，睡前一小时尽量不进食。
2. 少吃酸味及刺激性强的食物，以免刺激肠胃。
3. 尽量不吃过多的红薯、豆类或油煎食物。
4. 吃饭前后半小时内不要大量喝水。

孕妈妈胃灼热的临床症状

一般表现为上胃部或胸骨下有微热或烧灼的感觉，这些症状会随着孕妈妈弯身、坐下或躺卧等动作而加剧；胃灼热的发生率也会随着怀孕周数的增加而加重。如果孕妈妈这种情况严重，则需要去医院做内视镜检查，一旦发生溃疡、食道狭窄或出血等并发症，要及时治疗。

美味厨房：冰糖炖木瓜

原料：

熟木瓜（外皮金黄的）1个（约750克），冰糖适量。

做法：

1. 在熟木瓜的在瓜顶切开一小截做盖，用匙挖去木瓜子。
2. 将冰糖放进木瓜内，盖上木瓜帽子，用牙签固定。
3. 将木瓜放入锅中，隔水炖1小时即可。

便秘：多吃水果、蔬菜

苋菜炒肉丝——清火通便

苋菜叶可以促进排毒，防止便秘。便秘的孕妈妈可以适量多食一些。

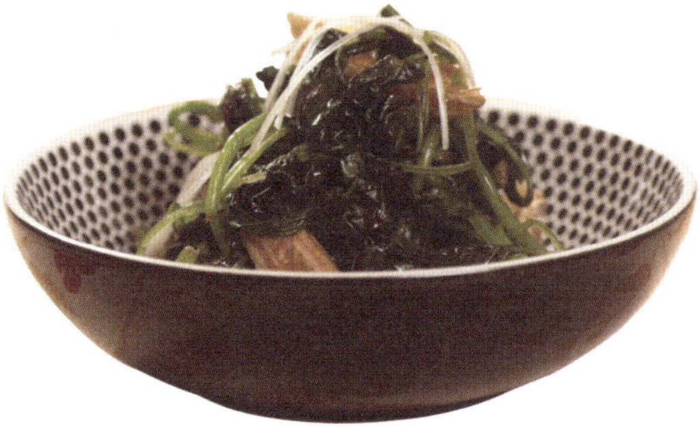

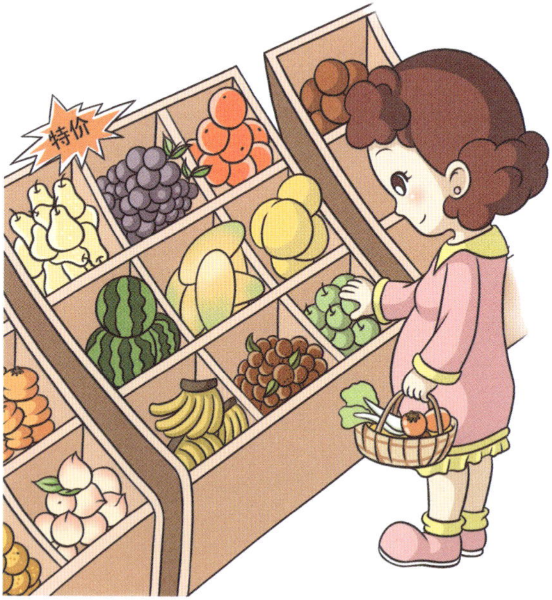

吃水果防治便秘

很多水果中都含大量的膳食纤维，如果孕妈妈出现便秘可多吃一些高纤维的水果，比如，苹果、香蕉等。

你不知道的小秘密

怀孕期间，孕妈妈体内激素分泌发生改变，导致肠道肌肉松弛，再加上胎儿日渐长大，压迫肠道，使肠道蠕动缓慢，肠内容物停滞、变干，因此，常感到排便困难及排便疼痛。

如何防止便秘出现

1. 注意加强体育锻炼。
2. 在早晨刚醒来时，立刻喝一杯温开水。
3. 每天摄入足量的水。
4. 多食用高纤维食物。

孕妈妈便秘应多吃什么

1. 豆类，比如，绿豆、红豆、黑豆等。

2. 全谷类及其制品，比如，燕麦、糙米、全麦面包等。

3. 富含高纤维的水果，比如，桃子、苹果、梨等。

4. 富含粗纤维的蔬菜，比如，芹菜、红薯等。

美味厨房：苋菜炒肉丝

原料：

苋菜500克，瘦肉200克，生抽、糖、淀粉、料酒、水、油、姜丝、盐各适量。

做法：

1. 苋菜洗净，摘取嫩的部分。

2. 瘦肉洗净切成丝，将生抽、糖、淀粉、料酒、盐加入瘦肉中，搅拌均匀，腌约20分钟。

3. 将一杯水倒入锅中煮沸，加入盐，再放苋菜，略煮后捞起；再浸入冷水中泡一会，捞起，控去水分。

4. 起油锅，放入姜丝爆炒后，再放入瘦肉丝同炒，炒熟肉丝后，放入苋菜猛火快炒即成。

腿脚抽筋：多补钙

鲜奶炖鸡蛋——补钙佳品

鲜奶中含有丰富的钙质，加之炖鸡蛋松软爽滑，易于吸收。

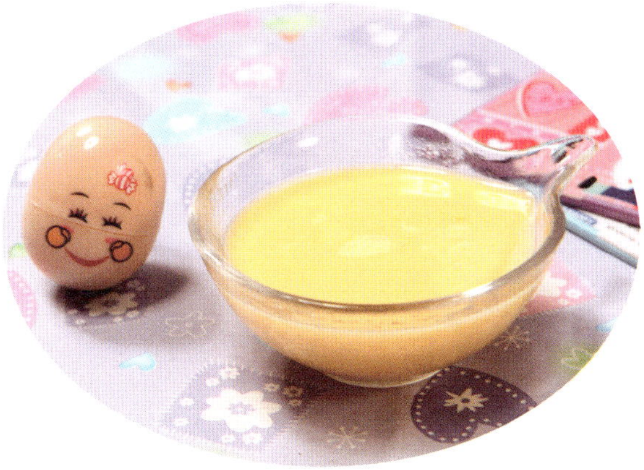

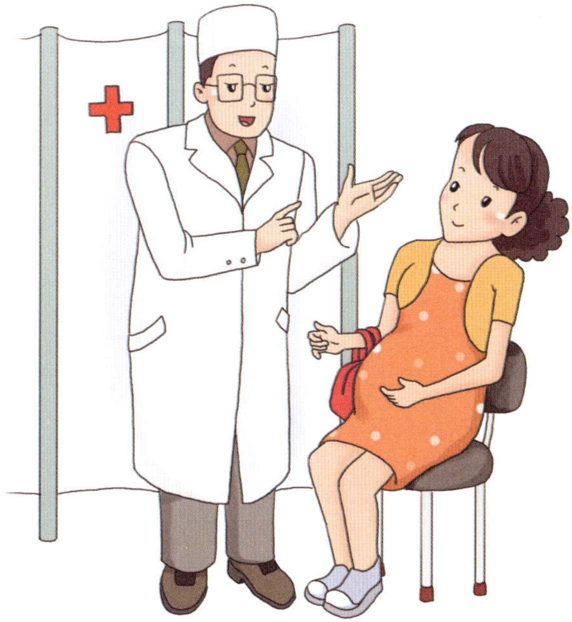

孕妈妈补钙应注意什么

少量多次补钙效果好。

选择最佳的补钙时间。

补钙同时适量补充维生素 D。

补钙并非越多越好。

你不知道的小秘密

孕晚期，有些孕妈妈会出现腿脚抽筋的症状，例如，小腿肌肉和脚掌常会发生痉挛性的疼痛，有时甚至把人从睡梦中惊醒，这种情况一般是由钙质不足所致。

缺钙多喝牛奶

喝牛奶最能补钙。牛奶中的钙最容易被人体吸收，而且牛奶中磷、钾、镁等多种矿物质和氨基酸的比例也十分适合胎儿的发育。孕妈妈每天喝500毫升的牛奶，就能满足自身及胎儿对钙的需求。

防治腿脚抽筋的方法

1. 夜间入睡时应做好保暖工作。

2. 临睡前对小腿进行按摩，或垫高腿部。

3. 腿脚抽筋时，可对局部进行按摩或尽量伸直双腿。

4. 在走路时，尽量让脚后跟先着地。

5. 孕中期，每天应服用适量的钙片、鱼肝油等。

美味厨房：鲜奶炖鸡蛋

原料：

鲜奶250毫升，新鲜鸡蛋2个（约120克），砂糖适量。

做法：

1. 鸡蛋磕入碗中，用筷子沿同一方向用力打散，直到蛋白和蛋黄混合均匀。

2. 鲜奶倒入蛋液中搅匀，再放入砂糖，搅至糖溶化，将碗放入盛有沸水的锅中，盖好锅盖，以中火炖六七分钟即可。

孕期眩晕：适当食用补血的食物

川穹白芷炖猪脑——缓解孕期眩晕

川穹能活血行气，祛风止痛；白芷能通窍消肿，所以此菜对孕期眩晕的孕妈妈很有帮助。但使用川穹、白芷前应咨询医生。

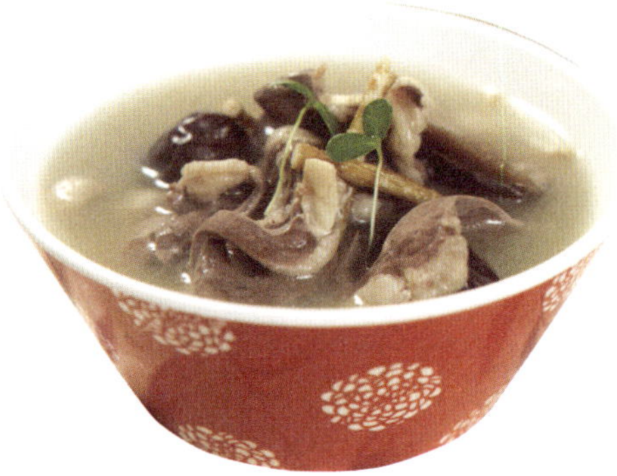

孕妈妈贫血要多吃含铁丰富的食物

经常感到头晕，且面色苍白的孕妈妈，应考虑自己是否贫血。若确实贫血，应注意补血，多吃含铁丰富的食物，比如，大枣、菠菜、桃等。

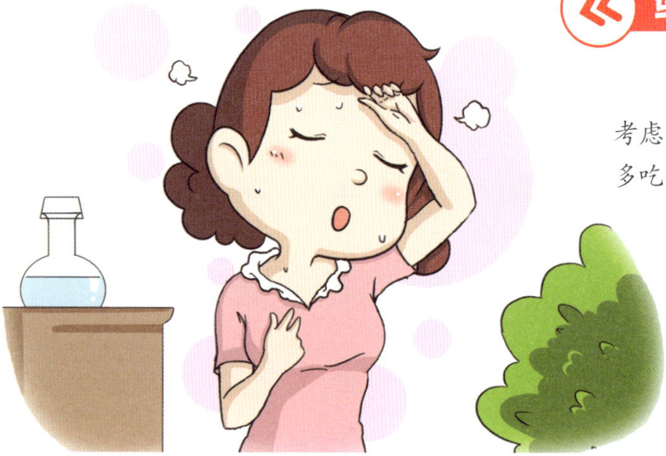

你不知道的小秘密

常见孕期眩晕的原因：蹲坐一段时间后，若猛然站起来，常会有眩晕的情况出现，这是由于血管运动神经机能迟钝所致。

孕妈妈表现最为明显的症状是，当站立时，双脚的血液堆积，再加上子宫要求血液供应量增加，相对地导致脑部缺乏足够血液流通，从而导致晕眩。

如何防治孕期眩晕

1. 平时不可太过忧虑，保持心情放松。
2. 不在人多、空气浑浊的场所逗留。
3. 不要长时间站立，蹲坐后起身时应缓慢。
4. 若是由贫血导致的眩晕，应注意加强营养，及时补血。

缺铁性贫血造成的眩晕

孕晚期，孕妈妈对铁的需求量加大，胎儿发育、胎盘生长都需要铁，血容量的增加也需要铁，孕妈妈极易发生缺铁性贫血。贫血可能造成孕妈妈的抵抗力低下，容易感染疾病。

对胎儿来说，缺铁可能引起胎儿宫内发育迟缓等。

美味厨房：川芎白芷炖猪脑

原料：

猪脑1个（约500克），川芎10克，白芷10克，盐片、姜各适量。

做法：

1. 将猪脑的红筋挑去，洗净，切碎，放入炖盅内，加入姜片、盐。
2. 川芎、白芷洗净，放入炖盅内，注入滚水至八成满，盖上盅盖，隔水炖三个半小时左右即可。

水肿：多吃赤小豆

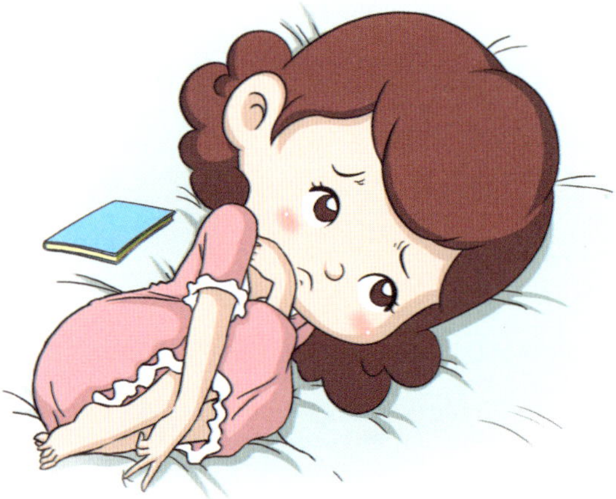

水肿时要注意不吃胀腹食物

孕妈妈出现水肿时，在饮食上应该多加注意，少吃白薯、洋葱、土豆等食物，以免出现腹胀，导致血液不能很好地回流，从而使水肿的状况更加严重。

赤小豆花生大枣粥——可缓解孕妈妈水肿

赤小豆含有较多的皂角苷，可刺激肠道，有良好的利尿作用。孕妈妈出现水肿时，可以多吃一些赤小豆。赤小豆与花生、大枣一起煮食，口味香浓，更适合孕妈妈食用。

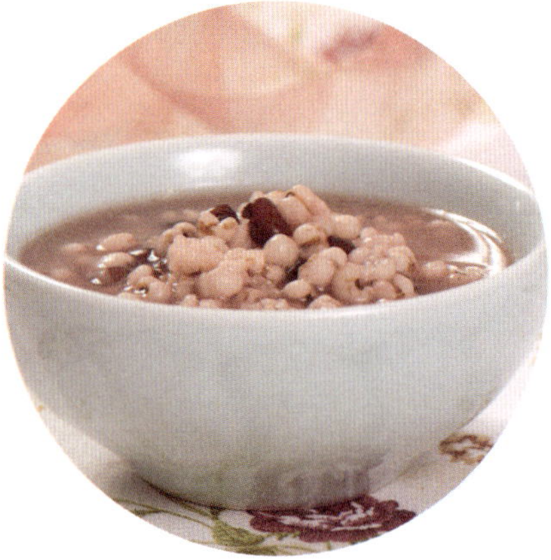

你不知道的小秘密

怀孕期间，母体潴留大量液体，下半身的血管由于受到子宫的压迫而影响了血液畅通循环，尤其是双手、脚踝、小腿等部位的液体停滞增加，血液回流受阻，导致出现水肿的症状。

如何判断水肿

觉得脚胖了，鞋子绷紧不好穿；早晨起床时，感到手指活动不灵活，戒指也难脱下，都是水肿的现象。

如何防治水肿

1. 孕妈妈应该尽量让双腿休息，避免长时间站立。

2. 每天的睡眠时间至少要保证8小时，白天最好在中午或午后卧休1小时左右，睡时用枕头垫高双脚。

3. 饮食以清淡的食物为主，少食多餐，可随时加餐，但必须少吃富含盐分、动物性脂肪及太多水分的食物。

美味厨房：赤小豆花生大枣粥

原料：

赤小豆60克，生花生仁50克，大枣50克，粳米100克，砂糖适量。

做法：

1. 将赤小豆、生花生仁分别清洗干净，用清水浸泡1小时后捞出。
2. 把大枣剔去核，用水冲洗干净。
3. 将粳米淘洗干净，直接放入洗净的煮锅内，加入清水、赤小豆、生花生仁、大枣，置于火上，先用旺火煮沸，改用文火慢慢熬制。
4. 当粥熬至熟烂后，放入适量的砂糖调味，稍煮片刻即可。

心悸气喘：适当吃些杏仁、橘子等

猕猴桃生菜杏仁沙拉——富含维生素 C

杏仁具有生津止渴、润肺定喘、滑肠通便的功效。这道沙拉能减轻孕妈妈咽喉干痒、咳嗽气喘等症状。

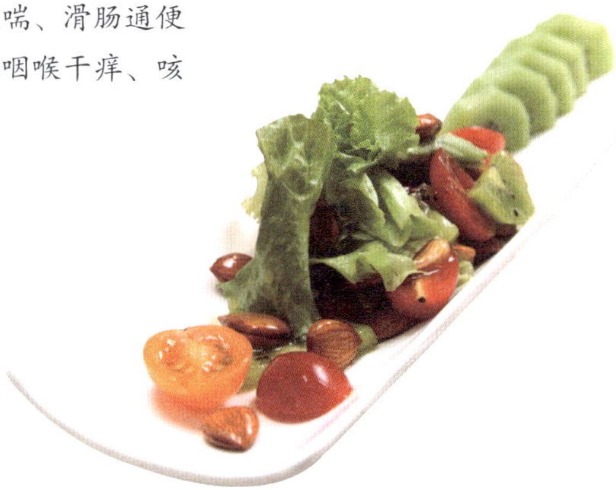

橘子有平喘的功效

橘子中含有挥发油、柠檬烯等，可以促进呼吸道黏膜分泌物增加，并可缓解支气管痉挛，有祛痰、止咳、平喘的功效。

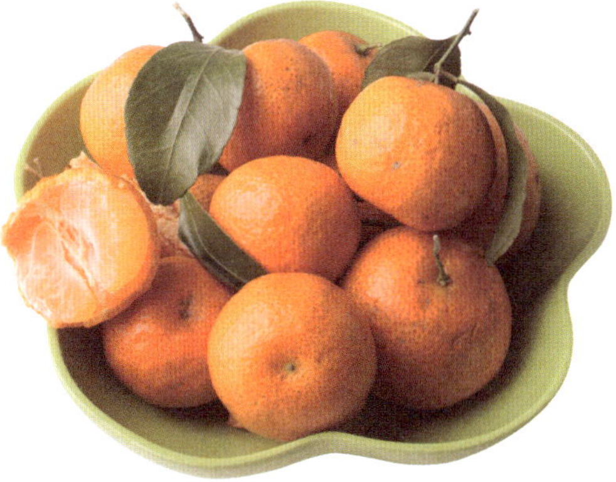

你不知道的小秘密

孕晚期，孕妈妈常会出现心悸及气喘的现象。这是因为体内的血液循环量增加，心脏负荷加重，且子宫胀大，横膈受压迫，使呼吸变得急促而不顺畅。若睡觉时习惯采取平卧的姿势，则会更感气促不适，因为平卧时会将子宫及胎儿向上推，抵住横膈。

杏仁可缓解孕妈妈气喘

杏仁中含有苦杏仁苷，具有镇咳祛痰、温肺散寒等作用，所以适量吃些杏仁可以平喘，但是选择杏仁一定要选择甜杏仁，因为苦杏仁有微毒。

心悸气喘的孕妈妈应采用哪种睡姿

孕妈妈在孕晚期宜采用侧卧的睡姿，以减少心脏及横膈的压力，令气喘的情况有所缓解。平日应减少活动，多休息，不要讲话太多，以免气喘加重。

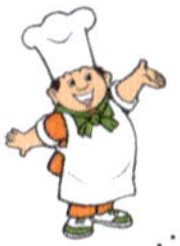

美味厨房：猕猴桃生菜杏仁沙拉

原料：

猕猴桃60克，生菜30克，圣女果50克，杏仁20克，盐、柠檬汁、橄榄油各适量。

做法：

1. 圣女果对半切开，猕猴桃去皮切片。
2. 生菜撕小片，和圣女果、猕猴桃、杏仁放在一起。
3. 加少许盐、柠檬汁、橄榄油调味即可。

孕期应远离的食物种类

孕期孕妈妈的身体负担较重，宜食用高营养、易消化的食物，应远离那些过于油腻和寒凉的食物。还有些食物本身的属性不符合孕期养生原则，也应暂时避免食用。

1.油腻食物

如油条、油饼、炸鸡、烤串等食品，孕妈妈食用后不易消化，且这类食物在烹饪过程中营养被严重破坏，不适宜孕期食用。

2.寒凉食物

如雪糕、冷饮、冰西瓜等，这类食物过于寒凉，对胃部刺激较大。孕妈妈在孕期本身胃肠功能就较平时虚弱，若加以寒凉刺激，极易出现腹痛、腹泻等症，对全身的新陈代谢都有阻滞作用。孕妈妈一定要避免食用。

3.属性极端的食物

属性寒凉的食物一般都有活血作用，孕期食用有导致流产的风险，如螃蟹、甲鱼等。属性燥热的食物易使体内热气积聚，使胎儿不稳，如荔枝、黄鳝、杏子等。

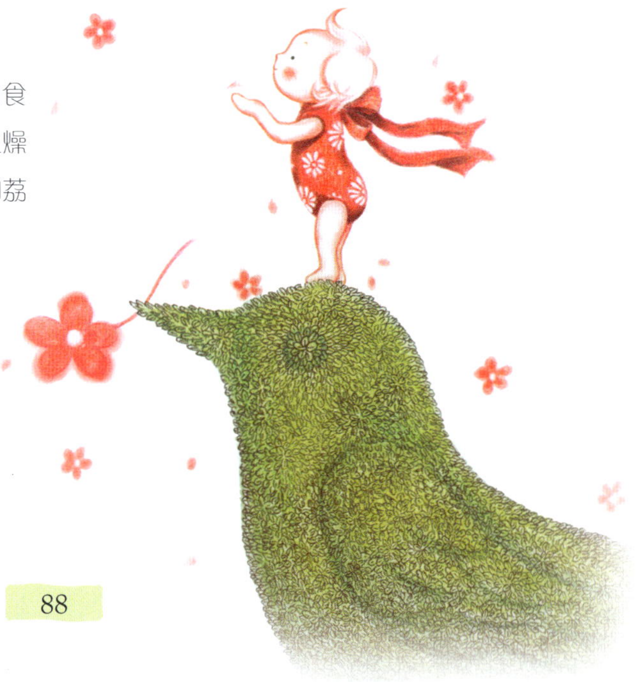

第六章

孕期常见疾病的饮食调养

从怀孕开始到结束，肾炎、高血压、糖尿病、静脉曲张……这些孕期疾病有时候会让孕妈妈防不胜防。在患病后，为了胎儿健康，孕妈妈在遵循医嘱的情况下，可辅以食疗调养。

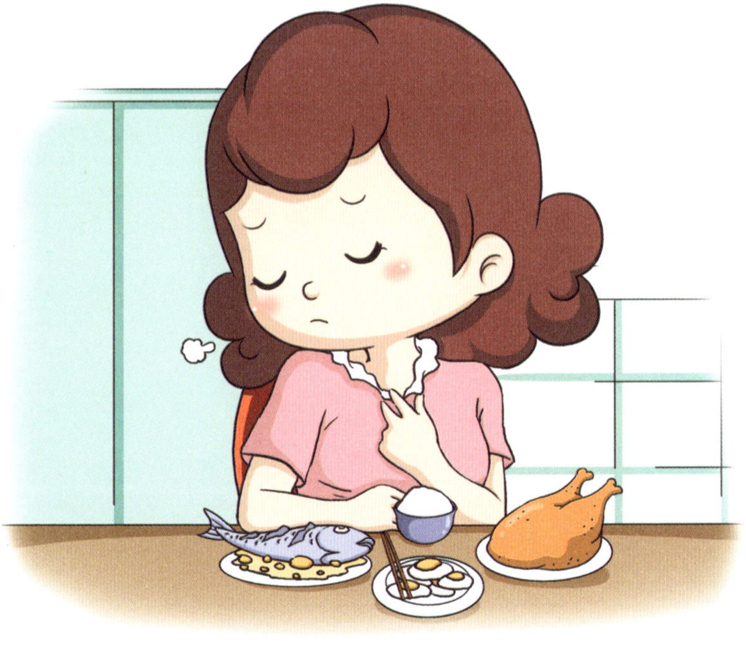

肾炎：少吃盐及高蛋白食物

患有肾炎的孕妈妈要少吃盐

患有肾炎的孕妈妈在烹调食物时，应少放盐，因为肾脏出现问题后，钠排出异常，使盐分存留体内，会导致水肿。

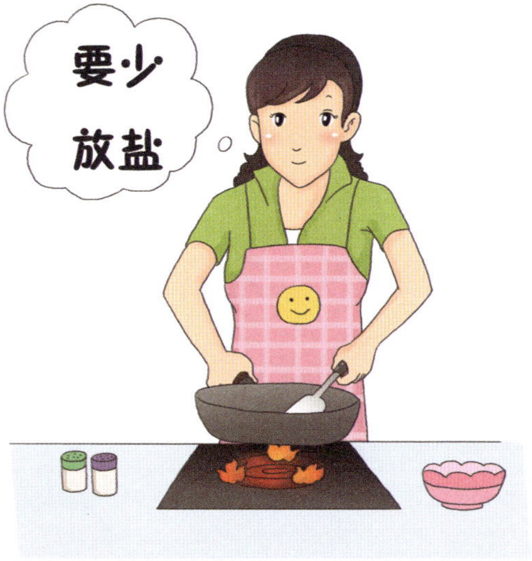

猪腱薏米汤——缓解肾炎

薏米健脾胃，调补六腑。此汤对肾虚湿热、精神倦怠大有好处。

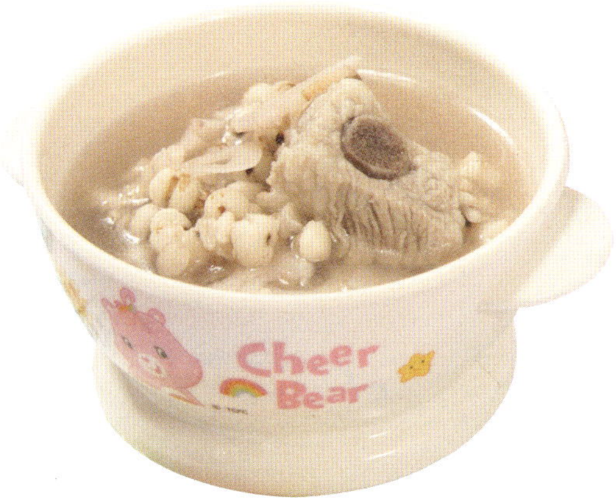

你不知道的小秘密

患有慢性肾炎的患者，多会有四肢水肿、蛋白尿及高血压的症状，平时并不会感到特别不适，但如果在怀孕期间患上肾炎，这些症状便会随着怀孕月数的增加而变得更加严重。

肾炎患者饮食原则

1. 饮食要少盐。
2. 少吃高蛋白的食物。
3. 多吃新鲜的蔬菜、水果。

肾炎患者宜吃的蔬菜

冬瓜、莴苣、青笋、荠菜、白木耳、黄瓜、芹菜等。

患有肾炎的孕妈妈要调整饮食

孕晚期，孕妈妈的肾功能若较为虚弱，便会影响胎儿的发育，所以，患有慢性肾炎的女性在怀孕前一定要先咨询医生，听从医生的建议。如果在怀孕后才发现罹患了肾炎，则必须控制饮食，少吃高蛋白质食物，避免食用一切刺激性的食品。

美味厨房：猪腱薏米汤

原料：

猪腱250克、薏米20克，盐适量。

做法：

1. 将薏米浸泡一夜。
2. 猪腱洗净，切成薄片。
3. 汤煲内加入适量清水，煮沸后加入薏米煲30分钟。
4. 薏米煮软后，加入猪腱片，文火同煮约两小时，加盐调味即可。

妊娠高血压：控制盐分、食用油的摄入

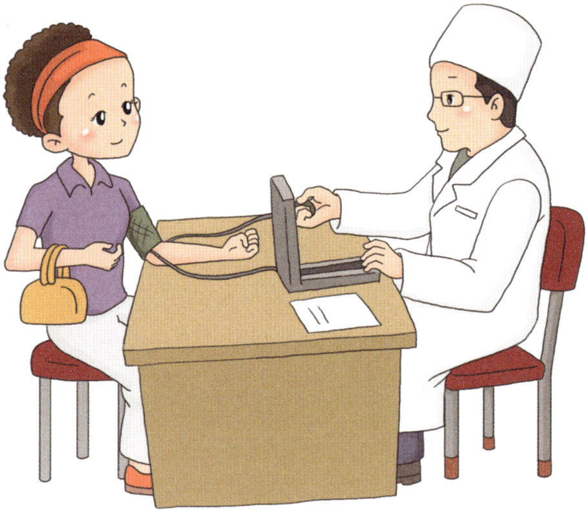

随时关注血压

孕期，孕妈妈会摄入大量营养丰富的物质，包括脂肪。脂肪摄入过多，易患上妊娠高血压，所以孕妈妈不妨在家中准备一台血压计，隔段时间测量一下，关注自己的血压状况。

牛肉丝炒芹菜——降压镇静

芹菜含有丰富的铁、锌等微量元素，有平肝降压、安神镇静、利尿消肿、增进食欲等作用，对缓解妊娠高血压很有帮助。

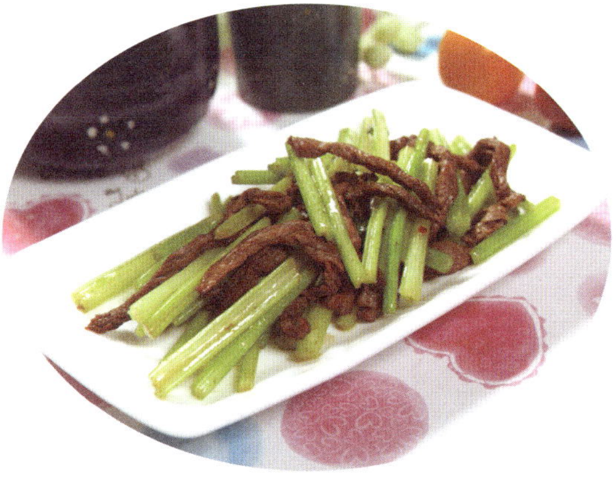

你不知道的小秘密

如果孕妈妈患有妊娠高血压，必须加倍注意饮食，多摄取蛋白质，少吃高盐分的食物，并且安心静养，将血压控制在正常范围内，因为患妊娠高血压的孕妈妈发生早产或产下未成熟儿的概率较高。

通过饮食缓解妊娠高血压

1. 芹菜。茎叶中含有芹菜苷、佛手苷内脂、挥发油等成分，有降压利尿、增进食欲和健胃等作用。

2. 黑木耳。黑木耳具有抗凝血、降血脂的功能。可降低人体的血液黏度，减少胆固醇的含量，使血液更流畅，预防血压升高。

3. 荠菜。含有胆碱、乙酰胆碱等，有降血压的功效。

4. 鱼类。所含的不饱和脂肪酸可以抗氧化，可以降低血液中的胆固醇，从而达到预防高血压的目的。

美味厨房：牛肉丝炒芹菜

原料：

牛肉100克，芹菜100克，葱段、盐、鸡精、料酒、酱油、高汤、水淀粉、油各适量。

做法：

1. 牛肉洗净，切成丝，放碗内，加盐、水淀粉、料酒拌匀。

2. 芹菜去叶、根，洗净，切5厘米长的段，用沸水烫一下，捞出，沥干。

3. 锅内放入油烧至六成熟，下牛肉丝滑透捞出，沥油。

4. 原锅底油烧至七成熟，下芹菜、葱段爆炒，放料酒、酱油、盐、鸡精、高汤煮沸，放水淀粉勾芡，放牛肉丝炒匀，待汁浓稠即可。

妊娠糖尿病：控制饮食，少吃含糖量多的食物

患有妊娠糖尿病的孕妈妈应控制饮食

患有妊娠糖尿病的孕妈妈的饮食与一般孕妈妈相似，只是需要控制每日及每餐的饮食摄取量，密切观察体重，必要时需依医师指示做自我血糖监测、尿酮测试。

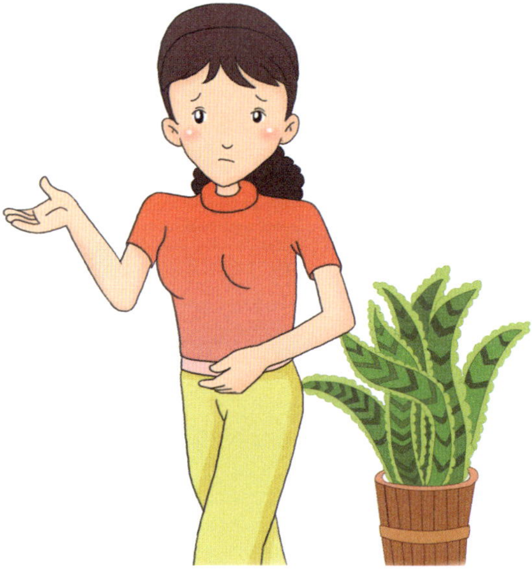

黄瓜拌蛋——降血糖

黄瓜含糖量低，患有妊娠糖尿病的孕妈妈，可以多吃黄瓜，它可以提供维生素C、胡萝卜素、纤维素和矿物质。黄瓜中的丙醇二酸可以抑制糖类转变为脂肪，是肥胖的糖尿病孕妈妈及合并高血脂的糖尿病孕妈妈的食疗蔬菜。

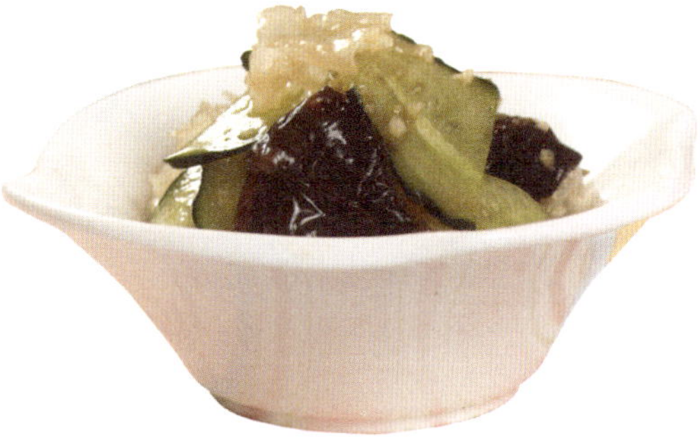

你不知道的小秘密

患有糖尿病的女性，在怀孕期间症状易恶化，倘若并发其他症状，便会影响到胎盘的功能，从而导致胎儿缺氧而流产。因此，女性最好在怀孕前将血糖控制好。

妊娠糖尿病患者会有什么反应

患上此病后，孕妈妈会出现“三多一少”的症状，就是多吃、多喝、多尿，但体重下降，时常出现呕吐反应。

饮食上应注意什么

1. 控制饮食。

患妊娠糖尿病的孕妈妈，可以将一天的食物量分为 4 ~ 6 次吃，临睡前必须进餐 1 次。合理安排饮食，避免高糖食物，少食多餐，多吃富含纤维素的蔬菜，注意维生素、铁、钙等的补充。

2. 少吃含糖量高的食物。

在两餐之间吃水果，并且选择含糖量低的水果，或以蔬菜代替，如番茄、黄瓜等，千万不要多吃香蕉、葡萄等高糖分水果。

美味厨房：黄瓜拌蛋

原料：

黄瓜250克，鸡蛋2个（约120克），蒜末、葱花、香菜末、盐、香油、鸡精、植物油各适量。

做法：

1. 黄瓜洗净，切丝；鸡蛋打入碗中，搅拌均匀。
2. 锅中放油，油温达到六成热时，倒入鸡蛋液，做成蛋皮，离火切成丝。
3. 将黄瓜丝、鸡蛋丝放在盘中，放入葱花、香菜末、蒜末，再加入盐、鸡精、香油拌匀即可。

妊娠静脉曲张：多吃清淡的食物

坚持散步可防治静脉曲张

患上妊娠静脉曲张的孕妈妈，不要因为疾病不敢活动，每天坚持散步能使病情逐渐减轻。

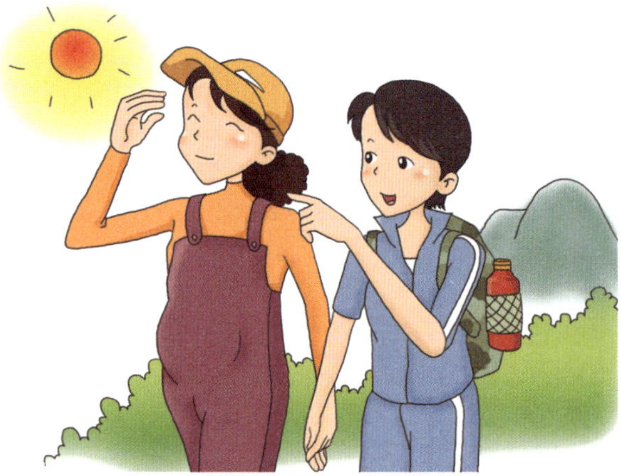

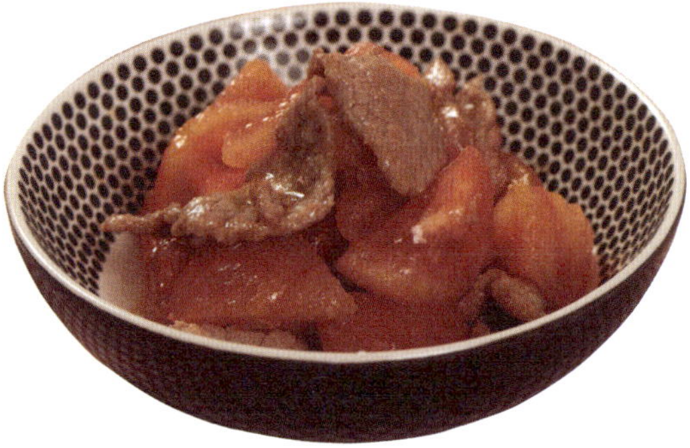

番茄牛肉——缓解静脉曲张

此道菜富含维生素，而且脂肪含量较少，有降血脂、降血压的作用，适合下肢静脉曲张的孕妈妈食用。

你不知道的小秘密

孕晚期，由于内分泌变化、全身血量增加、胎儿压迫骨盆、体重上升等原因，孕妈妈极易患上静脉曲张。静脉曲张表现为在大腿、小腿或大腿根、外阴部，出现蜿蜒的紫蓝色条索物，有时会形成团状物或静脉瘤，并伴有疼痛感。

饮食应注意

患静脉曲张的孕妈妈饮食上应以清淡为主，多吃新鲜的蔬菜和水果。另外，可以适量吃牛肉、羊肉、鸡肉等温性的食物，这些食物可以通脉络，对缓解静脉曲张很有益处。

如何防治静脉曲张

1. 减少站立的时间。

2. 睡觉时采用侧卧位，避免子宫压迫静脉。

3. 不要用温度太高或太低的水洗澡。

4. 睡觉前，将双腿垫高，利于静脉血回流。

5. 平时穿高强度的医疗弹力袜，避免出现静脉血栓或静脉瘤。

美味厨房：番茄牛肉

原料：

番茄120克，牛肉100克，卷心菜150克，料酒、盐、味精各适量。

做法：

1. 番茄洗净，切成小块；卷心菜洗干净，切成片；牛肉洗净，切片。
2. 锅内放清水，将牛肉片、卷心菜片和番茄块放入清水中，烧沸。
3. 放入料酒、盐、味精，用文火烧至牛肉熟时即可。

失眠：避免食用易让人兴奋、难消化的食物

红枣茶——镇静安神

此茶能补血益气，镇静安神，提高记忆力，帮助睡眠。

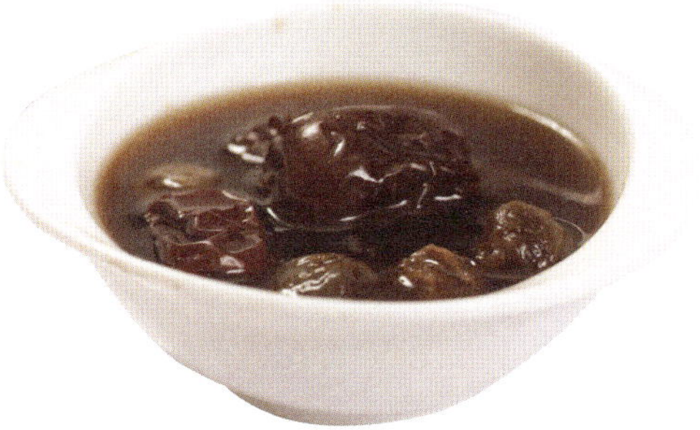

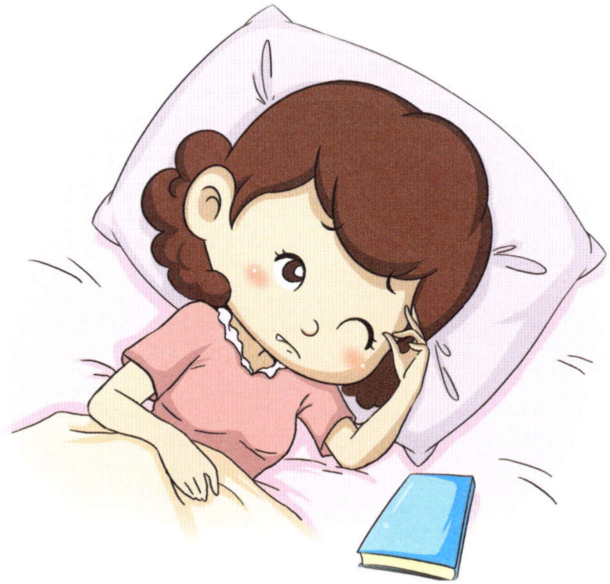

孕妈妈失眠的饮食护理

1. 睡前喝牛奶。
2. 多喝小米粥。
3. 多吃瓜子。
4. 适量食用海鲜类食物。

你不知道的小秘密

孕妈妈很容易陷入精神不稳定的状态，整天心神不定，上床后自然辗转反侧，出现失眠的症状。此外，多尿及出汗也可能是难以安睡的原因之一。

如何防治失眠

1. 保持心平气和。

2. 平日多外出散步，看些有益身心的读物，欣赏柔和悦耳的乐曲，或看令人心情愉快的电影。

3. 临睡前，进行几次深呼吸，并放松全身。

4. 避免食用易让人兴奋、难消化的食物，比如，咖啡、浓茶、油炸食物等。

孕期失眠的五大原因

1. 激素发生变化，对压力承受能力降低，导致情绪不稳，容易失眠。

2. 孕期饮食习惯发生变化，有人会喜欢吃一些刺激性的食物，容易导致失眠。

3. 尿频，往往起夜次数多，影响睡眠质量。

4. 食物过敏，往往引起荨麻疹、肌肉关节疼痛等，这些因素都会导致失眠。

5. 半夜抽筋，腿部肌肉痉挛，影响睡眠质量。

美味厨房：红枣茶

原料：

红枣100克。

做法：

1. 红枣略浸软后，去核洗净，放入瓦煲中。
2. 注入8杯清水，以文火煮成2杯左右。
3. 离火后放置半小时，便可饮用。

贫血：多吃铁含量高的食物

手脚冰凉可能是贫血了

如果孕妈妈手脚经常冰凉，很有可能是有贫血症状，孕妈妈不要轻视。应及时到医院做检查，若确实为贫血，则应配合医生治疗，同时多吃铁含量高的食物，进行食补。

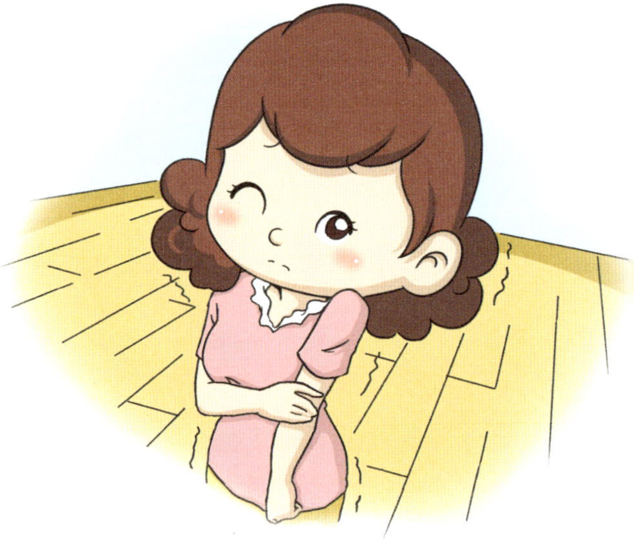

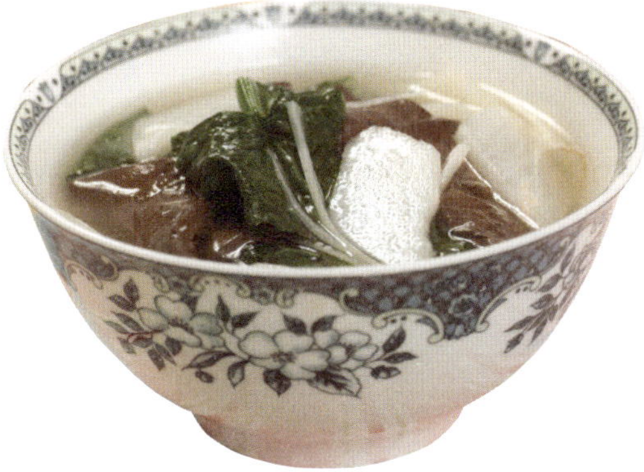

菠菜鸡肝汤——补血佳品

孕妈妈贫血后不可置之不理，可常吃菠菜鸡肝汤，其中含有丰富的铁元素，可帮助改善贫血症状。

你不知道的小秘密

怀孕期间，为了满足胎儿发育所需的营养，母体的血液量也相应大增，但其中增加的只是水分，血液的浓度因而变稀，血色素的成分不足，以致容易出现贫血症状。

补血的食物

1. 黑豆，有生血功效。
2. 发菜，含铁量高。
3. 胡萝卜，富含胡萝卜素，对补血有益。
4. 菠菜，富含铁质。
5. 金针菜，铁质丰富。
6. 葡萄干、李子干、杏子干、桃子干等，铁和钙的含量都很丰富，可补血，帮助改善贫血。

如何防治妊娠贫血

1. 注意饮食，补充营养。每天都应吃瘦肉、鸡蛋、新鲜果蔬。

2. 摄入铁元素。孕中期可在医生指导下服用硫酸亚铁。

3. 摄入叶酸和维生素 B_{12}。

4. 严重贫血的孕妈妈，尤其是血容量不足时，需到医院进行治疗。

美味厨房：菠菜鸡肝汤

原料：

鸡肝4副（约120克），菠菜250克，姜片、盐适量。

做法：

1. 鸡肝洗净，每副切成四五块，然后放入沸水内略煮，以除去腥味。
2. 菠菜洗净，切成适当长度备用。
3. 在汤煲内倒入适量清水，煮沸后放入姜片及鸡肝；待汤再煮沸后，加入菠菜同煮。
4. 汤再度滚起时，加盐调味即可。

孕期出疹子怎么办

如果孕妈妈的体重超重，以致常出汗，便容易在皮肤皱褶多的部位出现红疹。这些疹子通常出现在孕妈妈增大了的乳房之下和腹股沟等部位。

因此，到了孕晚期，孕妈妈必须更加注意个人卫生清洁，也要控制体重。出现疹子后，可用无刺激性气味的痱子水和有镇静作用的洗剂清洗，以缓和刺痒，但在使用前要咨询医生。

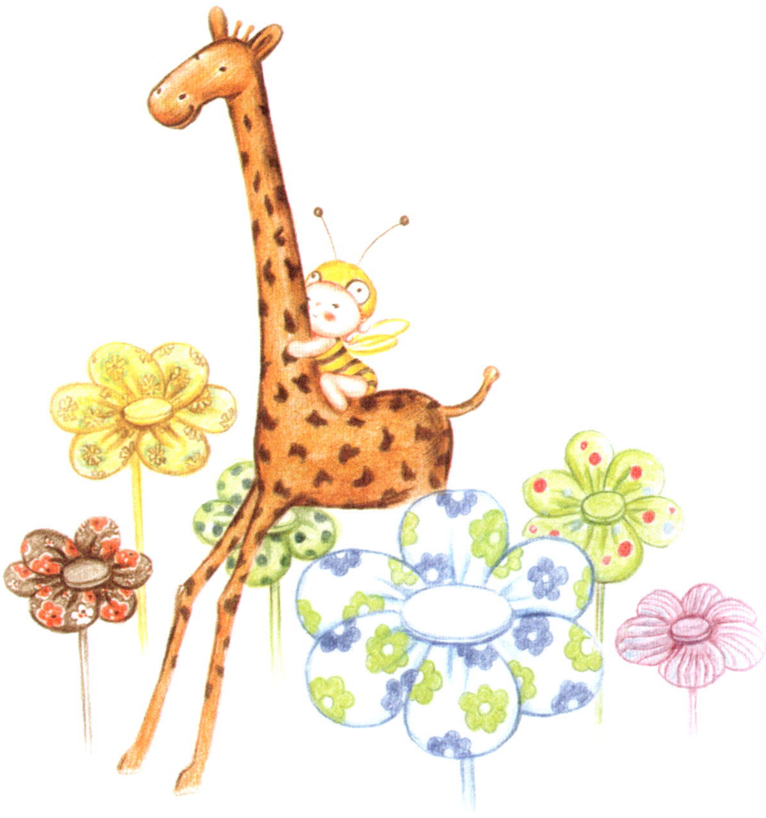

第七章

孕期合理用药

“是药三分毒”，不管是西药还是中药，只要是药，对孕妈妈和胎儿的健康都会有所影响。所以，在孕期，孕妈妈若避免不了吃药，就一定要告知医生自己怀孕了，让医生开具孕妈妈可以服用的药物，尽可能避免或减少对胎儿造成伤害。

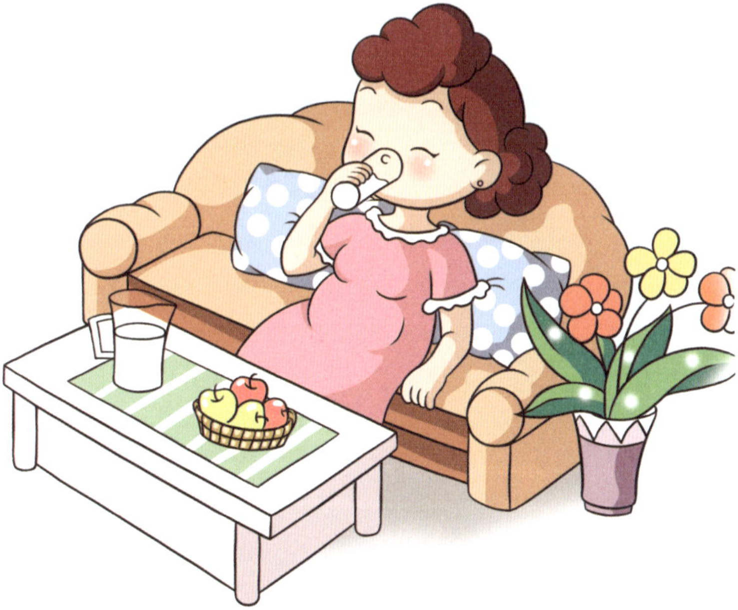

孕期服用药物要谨慎

孕妈妈不要给自己“开药”

通过互联网，人们了解了很多自己从未涉足过的领域的知识，有些问题通过网络查询就可解决。但生病了，一定要到医院检查，不要看到网上推荐哪种治疗药物便随便购买，不要拿自己和胎儿的健康做实验。

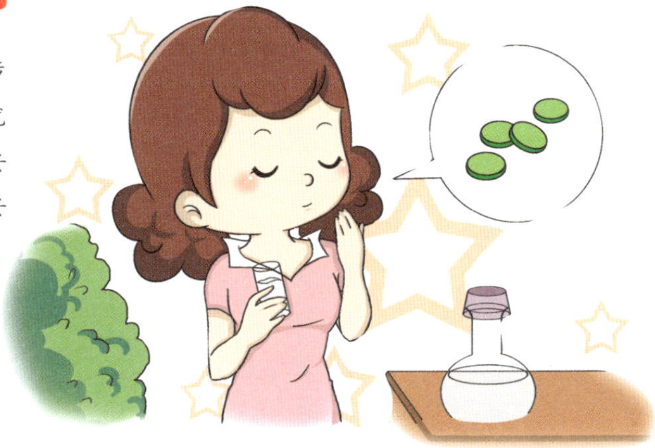

不可滥用营养药剂

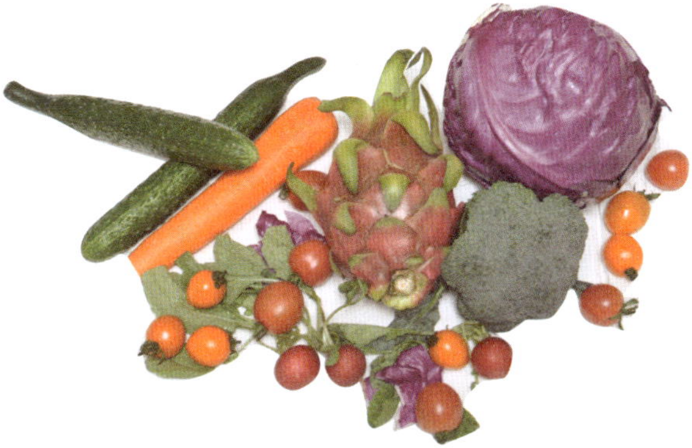

孕妈妈在孕期需要全面摄取营养，但切忌滥用营养药剂。营养药剂中的成分并非天然成分，对身体会造成一定的负担，一般用于体内严重缺乏某种营养成分时的紧急补充，需要在医生的指导下使用。正常情况下，孕妈妈通过合理饮食，从食物中摄取营养是最好的，天然、无负担、易吸收。

你不知道的小秘密

有些药物会导致流产，孕妈妈绝对不能服用。即使是补益药，如人参和鹿茸，也不可乱服，总之，怀孕期间应尽量避免服用药物。孕妈妈患病看医生时，应告诉医生自己已怀孕。医生会谨慎开药，尤其在怀孕最初的 3 个月。一些药物是严格禁止使用的，另一些是相对安全的，这些都需要专业的医生做出判断，不可自行服药。

孕妈妈用药应注意哪些问题

1. 不可擅自服药，或随意听信他人提供的药方。只有医生诊断后所开出的药方才可服用。

2. 不可过度依赖合成的营养药剂，如维生素丸、钙片等，最好从天然食物中摄取。此外，患普通感冒时，多喝开水、多休息才是最好的治疗方法。

3. 若有明显的并发症，须遵照医生指导服药治疗。服用任何药物都应遵医嘱。

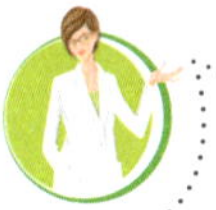

传说中的“保胎药”

一般所说的“保胎药”是指黄体酮，也称孕酮。临床上一般用于怀孕初期胎象不稳时有些孕妈妈为保险起见，长时间服用“保胎药”，这是不可取的。

“保胎药”并非多多益善。一般情况下，孕妈妈不必补充孕酮，更不应该自己盲目用“保胎针”。倘若自行滥用，会导致孕妈妈的消化功能减退，胃酸减少，出现烧心、腹胀、便秘等不适，还易造成胎儿生殖器畸形，使女胎男性化。

易导致胎儿畸形的药物有哪些

孕期服药需提高警惕

怀胎十个月，期间患病极有可能，但孕妈妈不要在患病后自行去药店购买药物服用，应到正规医院做检查，并按照医嘱服药，以免影响胎儿的发育。

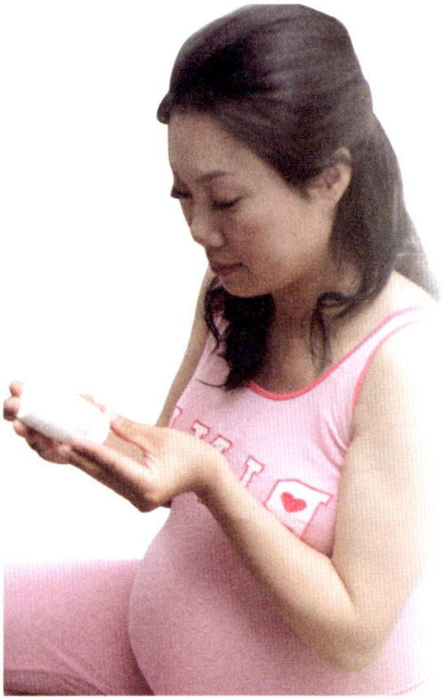

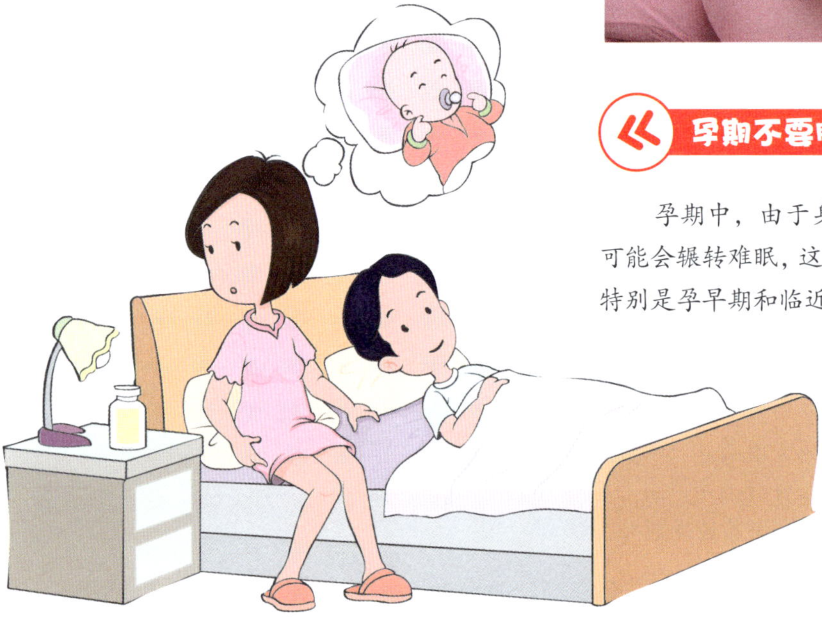

孕期不要服用安眠药

孕期中，由于身体变化等种种原因孕妈妈可能会辗转难眠，这时，千万不要服用安眠药，特别是孕早期和临近分娩时。

你不知道的小秘密

易致胎儿畸形的药物有：

1. 抗癫痫及抗惊厥类药物：如三甲双酮。
2. 镇静催眠药：如反应停、安宁、利眠宁等。
3. 抗精神病药：硫杂蒽类、抗躁狂药等。
4. 降压药：利血平等。
5. 抗癌药：烷化剂、抗代谢类等。
6. 某些抗生素：链霉素、四环素等。
7. 抗疟疾药：奎宁等。

妊娠早期忌服的西药有哪些

1. 甲氨喋呤：可致无脑儿、脑积水、腭裂、流产。
2. 苯西酸氮芥、环磷酰胺：可造成肾及输尿管缺损，可致四肢缺陷、外耳缺损、腭裂。
3. 白消安、6-巯基嘌呤：可造成脑积水、脑膜膨出、兔唇、腭裂。
4. 睾酮：可使女胎男性化、阴蒂肥大、阴唇阴囊融合。
5. 己烯雌酚：可使男胎女性化、男胎尿道下裂、脑积水、脑脊膜膨出。
6. 可的松：大量服用会造成胎儿腭裂、无脑畸形、低体重、兔唇。

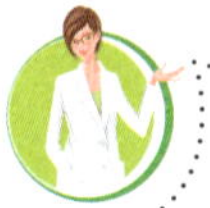

妊娠后期忌服的西药有哪些

1. 红霉素、氯霉素能损害肝脏、抑制新生儿造血功能，出现“灰婴综合征”。
2. 长效磺胺、呋喃哩丁：可致胎儿溶血性贫血及严重黄疸。
3. 氢氯噻嗪：可使新生儿血小板减少、内出血、电解质紊乱、震颤。
4. 利血平：可致新生儿鼻塞、呼吸梗塞、嗜睡、脉缓。

孕期服用中药和中成药安全吗

孕期患病适当服药

虽然西药和中药都有对孕妈妈不利的影响，但如果孕妈妈患病了，一定要及时就医，医生会根据怀孕这一特殊情况，针对病情给孕妈妈开适合孕期服用的药物。如果为了怕药物对胎儿的影响而患病绝不吃药，这样有可能造成更严重的后果。

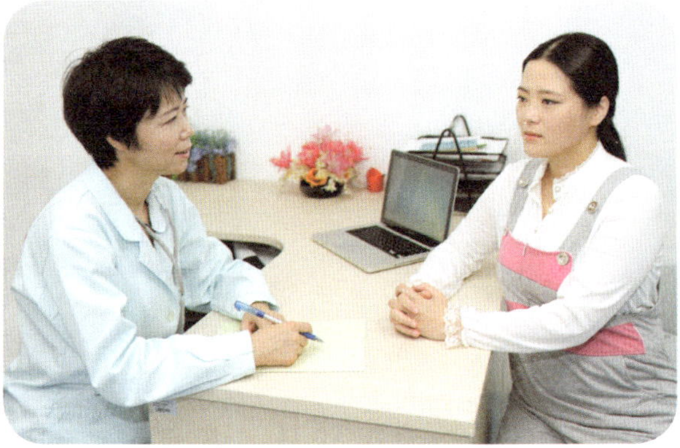

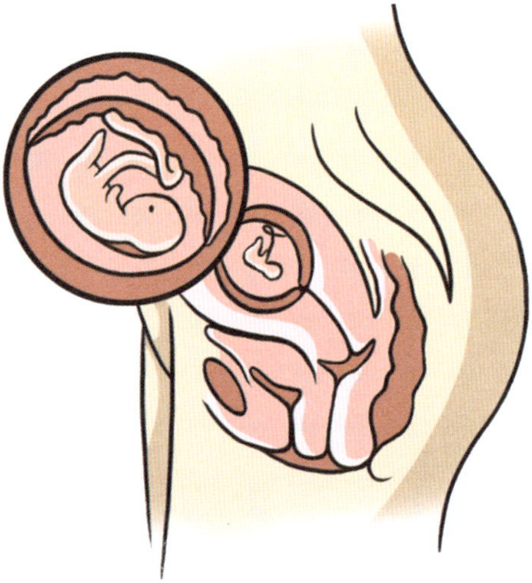

孕期头3个月最关键

一般在怀孕的头3个月里，胎儿正在形成四肢和五官，中枢神经也在形成期，这个时期一定要尽量避免服用药物，以免导致胎儿畸形。

你不知道的小秘密

孕妈妈忌服的中成药：牛黄解毒丸、大活络丹、至宝丹、六神丸、小活络丹、跌打丸、舒筋活络丸、苏合香丸、牛黄清心丸、紫血丹、开胸顺气丸、复方当归注射液、风湿跌打酒、十滴水、小金丹、玉真散、失笑散等。

孕妈妈慎用的中成药：藿香正气丸、防风通经丸、上清丸及蛇胆陈皮末等。

此外，在选用中成药时，应先咨询专业医生或药师，并详细看说明书，做到安全用药。

孕期禁用的中药有哪些？

某些中药对胚胎具有直接毒性作用或导致流产，孕妈妈应小心服用。

禁用的中药大多为强烈的逐水药、行血药、活血化瘀药，药性多寒凉，有大毒，如巴豆、牵牛子（又叫黑丑、白丑）、大戟、斑蝥、商陆、麝香、三棱、水蛭、莪术、虻虫等。

慎用的中药大多为具有通经去瘀、行气、攻下、破滞，以及辛热、滑利等作用的药物，如桃仁、红花、大黄、枳实、附子、干姜、肉桂、半夏、冬葵子等。

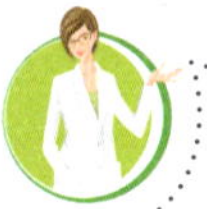

孕妈妈忌吃黄芪炖鸡

孕妈妈吃黄芪炖鸡会增加难产概率，因为黄芪有益气、升提、固涩作用，会干扰妊娠晚期胎儿正常下降的生理规律，而且黄芪有“助气壮筋骨、长肉补血”功用，加上鸡肉为高蛋白食品，两者起滋补协同作用，使胎儿骨肉发育长势过猛，造成难产。

孕期能服用补药吗

温燥性的补药易影响睡眠

孕妈妈良好的睡眠质量是母胎健康的前提。如果孕妈妈食用了温燥性的补药如肉桂、附子等，安稳的睡眠就会受到影响。

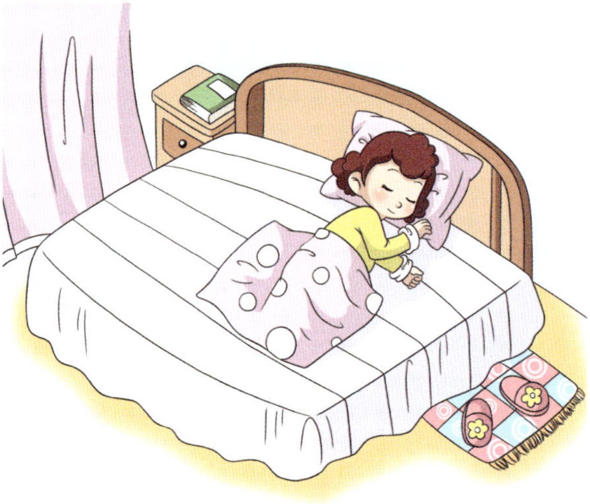

孕期服用药物应遵循医嘱

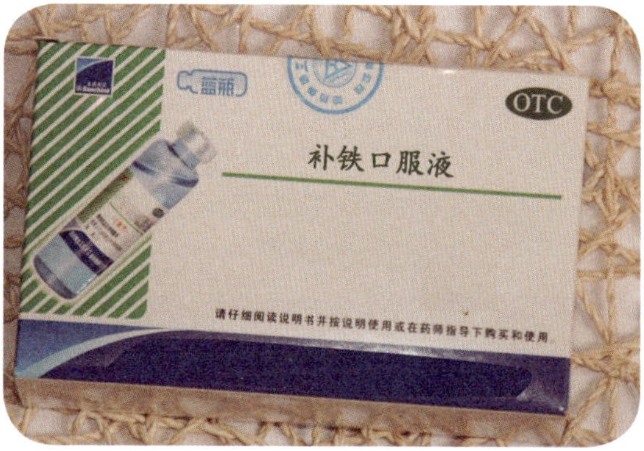

孕期中，一些不适和小毛病也常会侵扰孕妈妈，贫血、缺钙等，这些通常可以通过食补来缓解，必须服药时，一定要咨询医生。

你不知道的小秘密

大多数补药是安全的，但是，某些中草药和芳香疗法所使用的精油在孕期不推荐使用，不论什么时候，如果孕妈妈对能用或不能用什么有任何疑问，应向专业医师寻求帮助。

人参再好也要慎用

虽说人参为大补元气之佳品，但对于孕妈妈来说不是好补品。尤其是长期服用易加重妊娠反应，导致阴道出血而流产。

怀孕期间服用补药有什么后果

孕妈妈一般都有阴血偏虚、阳气偏盛的情况，因此，一些温燥性的药物，如附子、干姜、肉桂、胡桃肉、胎盘等，必须慎用、少用，否则可能出现轻度不安，烦躁失眠，咽喉干痛等症状。一些辛热的食品，如辣椒、酒等，也决不可长期服食。但一些补血药物及维生素类药物可在医生指导下适量服用。

孕妈妈不宜使用清凉油

清凉油具有爽神止痒和轻度的消炎退肿作用，可用于治头痛、头昏、蚊虫叮咬、皮肤瘙痒和轻度的烧伤、烫伤。但是，从优生角度上考虑，孕妈妈不宜经常涂用清凉油。清凉油中含有樟脑、薄荷、桉叶油等成分。樟脑可穿过胎盘屏障，影响胎儿正常发育，严重的可导致畸胎或流产。

★ 缓解妊娠反应慎用维生素 B_6 ★

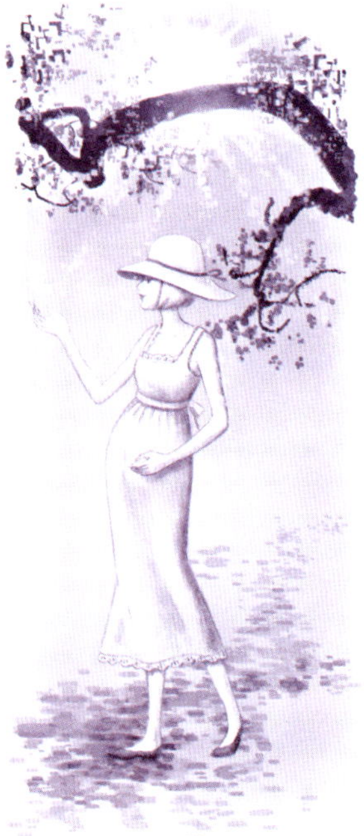

维生素 B_6 是常用的止吐药。有些孕妈妈服用维生素 B_6 治疗妊娠反应，甚至长时间服用，唯恐妊娠反应严重，影响自己和胎儿的健康。但是，如果维生素 B_6 服用过量，服用时间过久，也会造成严重后果。这种后果主要表现在胎儿身上。由于长期过多服用维生素 B_6，致使胎儿对它产生了依赖性，医学上称之为维生素 B_6 依赖性。

宝宝出生后，维生素 B_6 的来源不像在母体里那样充分，就出现容易兴奋、哭闹不安、容易受惊、眼球震颤、反复惊厥等反应，有的宝宝在出生后几个小时或几天内就出现惊厥。如果诊治不及时，会留有智力低下的后遗症。

第八章

孕期安全出行

蓝蓝的天空，白白的云，轻轻飘摇的细柳，涓涓细流的小溪……谁不渴望外面的世界？即使已经身怀六甲，也渴望亲近大自然。孕期，带着胎儿去旅行，绝对值得留念。但是在旅行中，存在着各种危险，孕妈妈要多加注意。

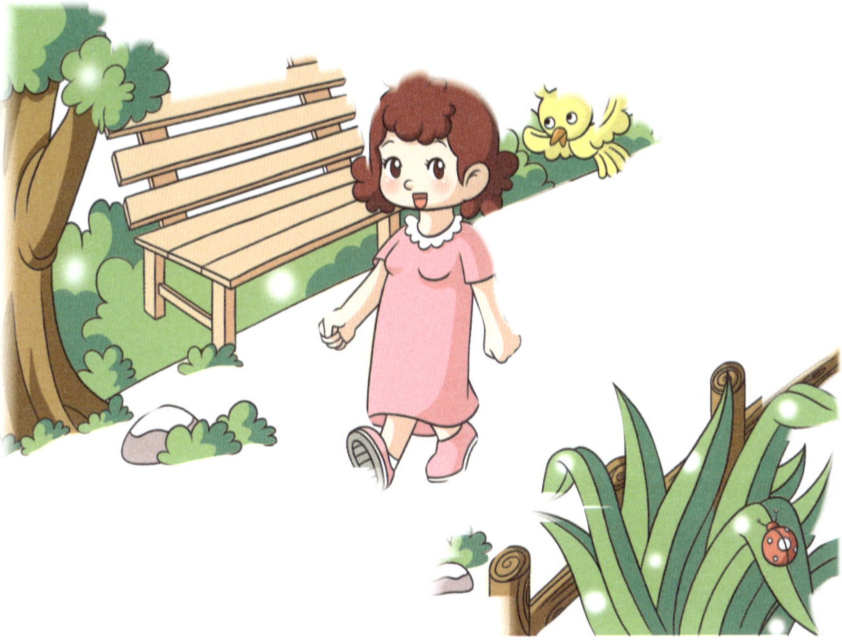

做好旅行计划

孕妈妈最好不要登山

孕前就有登山习惯的女性，在孕后也可以登山。但对于平常很少登山的女性而言，孕期还是不要登山了。登山易使孕妈妈疲劳，引发流产，且下山时，孕妈妈身体不便，易出现意外。

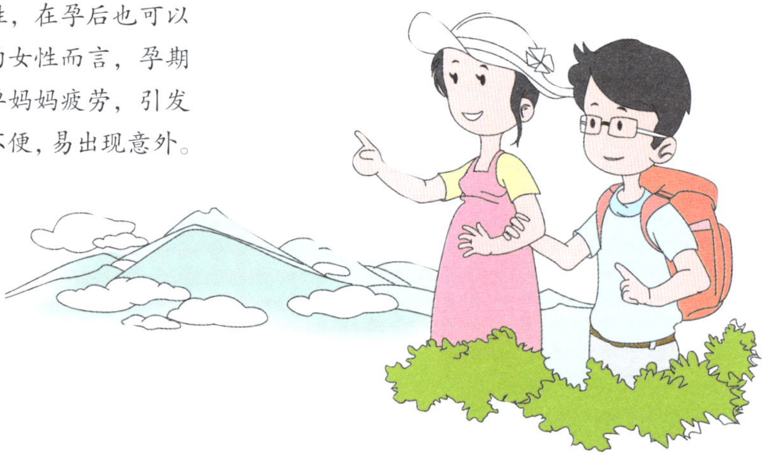

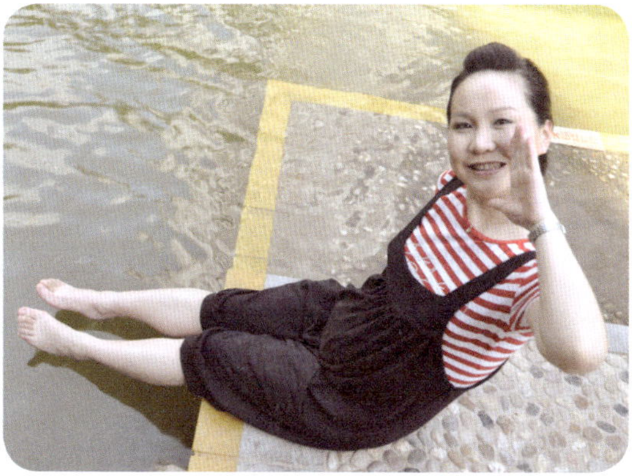

孕妈妈亲近自然可得到放松

风光明媚的大自然能让孕妈妈的心情得到彻底释放！憋在家中的孕妈妈，可以在较好的季节到户外和大自然亲近一下，对放松心情，缓解孕期焦虑情绪很有帮助！

你不知道的小秘密

出门旅行可以让孕妈妈在陌生的环境里体验过去不曾接触过的生活，感受不同的文化，欣赏不同的风景和品尝不同的饮食，这一过程也给胎儿带来了间接的体验。孕妈妈出游时要特别注意安全，在未出发前，要制订一个安全合理的出游计划，做到心中有数，防患于未然。

何时旅行最适宜

怀孕 16 ~ 27 周，无论是孕妈妈还是胎儿都处于一种相对稳定的状态，因此趁这个机会出门旅行，一般不会给身体造成不良影响。

孕妈妈可去哪里旅行

1. 去郊外接触大自然。绿色的大自然可以让孕妈妈感到轻松，清新的空气可以把孕妈妈心中的烦闷一扫而光，胎儿也可以获得充足的氧气。

2. 参观博物馆或参与某一项活动。孕妈妈在旅行时，可将自己感兴趣的东西及感受详细地描述给胎儿听。

为什么孕期尽量不要到海外旅行

1. 旅行前的精神紧张或不安很容易对胎儿造成影响，而且旅行中长时间采取坐的姿势也有引发流产、早产的危险。

2. 如果是出国行，时差还会造成睡眠不足，过于疲累，对怀孕有害无益。

3. 到海外旅行，必须考虑预防接种的问题。出国旅行时，因目的地不同而有各种不同预防接种的规定，如果没有加以注意，可能有意外或危险发生。另外，妊娠末期的接种会引起阵痛，更应注意。

如何安全乘坐交通工具

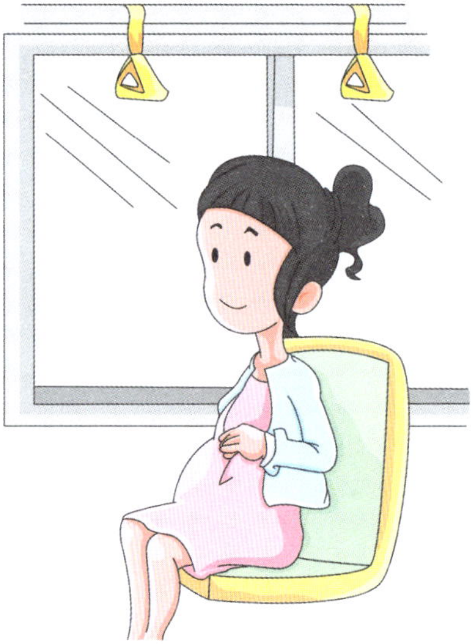

孕妈妈乘公交车要抓紧扶手

孕妈妈坐在公交车的座位上，并不代表已经十分安全了。一个急刹车，就可能让胎儿受伤哦！孕妈妈坐公交车要提高警惕，可以请求乘务员帮自己找个座位，坐下后要抓住扶手。

自驾车旅行，孕妈妈不要开车

孕期如果要进行自驾车旅行，孕妈妈最好不要亲自驾车，首先易出现疲劳感，其次易发生危险，最好坐在后排位置，避免不必要的冲撞伤及腹部。

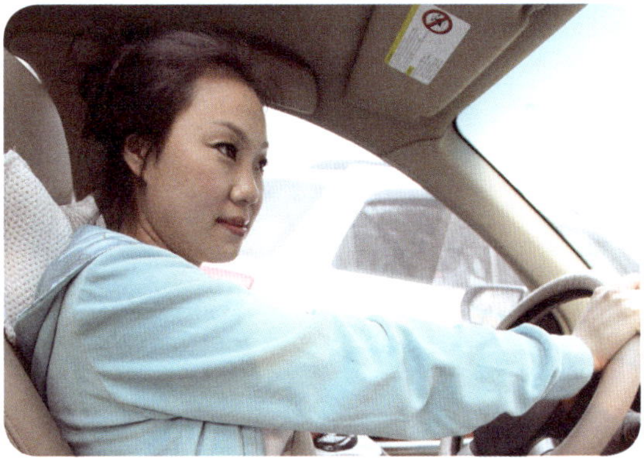

你不知道的小秘密

职场的孕妈妈每天还是要面对上班、下班路上的各种状况，没有上班的孕妈妈也会感到待在家中的无聊，于是，走出门去，接触大自然成为孕妈妈的选择。无论远近，孕妈妈都是要乘坐各种交通工具的，最好不要自己单独行动，要有同伴相陪。如果是乘坐公共交通工具，一定要让大家看到你的“孕相”，这样，大家才会知道你是孕妈妈，会非常照顾你。

孕妈妈乘坐飞机怎样保证安全

1. 长时间飞行会造成腿部和脚腕部的水肿，所以孕妈妈最好预订靠过道的座位。在飞行过程中每隔 1 个小时在过道上来回走一圈或做一做伸展运动，以减轻水肿症状。

2. 在飞机提升飞行高度或机内温度过高时，孕妈妈应补充水分，以免出现脱水或恶心反应。

3. 孕妈妈需要准备一双易穿易脱的鞋子，因为在飞机上脚部容易水肿，隆起的腹部也会加大穿鞋的难度。

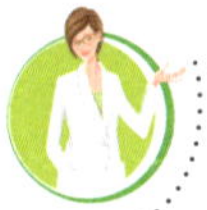

孕妈妈使用各种交通工具的注意事项

汽车：孕妈妈乘坐汽车时，要正确使用安全带，座椅要调成前高后低的状态，靠背也要向后略微倾斜，乘车的时间不宜过长，避免下肢发生水肿，最好每隔一段时间就下车活动一下，以利于血液循环。

火车：孕妈妈最好选择卧铺，以免太过疲劳或出现背痛。

轮船：孕妈妈应做好防晕船措施，并联系好船上的医生，以便在紧急情况时，及时采取措施。

孕妈妈节假日不要远行

节假日要注意饮食健康

节假日，正是亲朋好友相聚、旅游观光的好时机，美食也是美好节日中所不可或缺的，孕妈妈一定要恪守孕期营养安全，不要放任自己，随意吃喝。

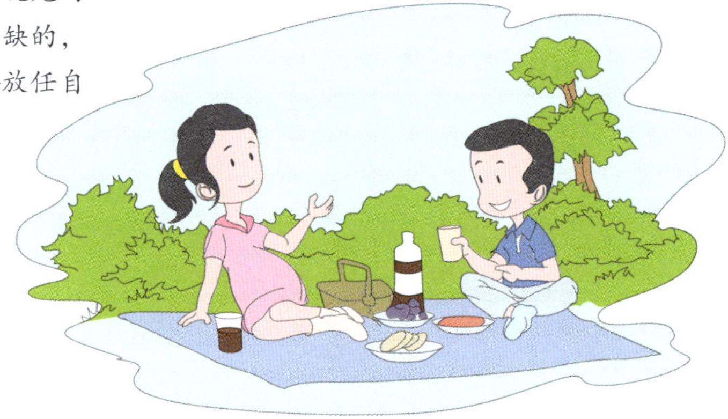

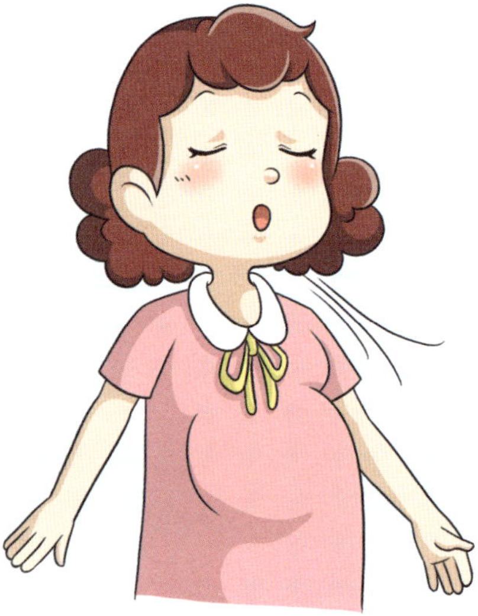

身体不适时要休息

孕妈妈行动不便，即使是近距离旅行，也易导致孕妈妈疲劳，若身体出现不适感，要马上休息哦！若休息后仍感到不适，应去医院进行检查。

你不知道的小秘密

孕妈妈在节假日最好不要长途旅行，尤其是在容易流产的怀孕初期及易于早产的怀孕后期，更应谨慎。出发前，最好征求医生的意见。

行程的安排，避免过于紧凑，每个地点的停留最好能有充分的休息时间。

为了预防旅途中发生意外，应先探听目的地附近医院的地址，最好有家人陪伴同行。乘坐交通工具，要避免混杂震动等激烈状况，并且注意不可长时间同一坐姿及手提重物。

孕妈妈怎样平安度过节假日

1. 要保证睡眠时间：睡眠是孕妈妈解除疲劳、恢复体力的最好方式。睡眠不足可引起疲劳综合征，会伤害胎儿。

2. 不要待在烟雾缭绕的房间里，不要饮酒。

3. 预防疾病：不要到人多的场所，注意远离感冒患者，避免经飞沫、毛巾等途径的感染。勤用香皂或洗手液洗手。避免噪声。

4. 保证室外活动时间：应定时到室外呼吸新鲜空气；经常到阳台上透透气；晚餐后不要长时间坐着不动，可到小区里、公园里散散步。

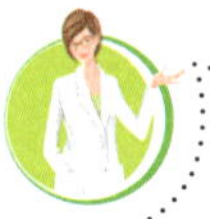

孕妈妈如何避免劳累

1. 保持乐观心态，放松心情，从积极的方面对待怀孕期身体所出现的不适。出现忧郁情绪时，及时向医生咨询。

2. 当身体状态不佳时，应适当地休息，情况严重时要及时到医院检查。

3. 不要从事压迫腹部的劳动，比如，洗衣服、弯腰取东西、系鞋带等。

孕妈妈假期出行须知

孕妈妈在哪些情况下不适宜旅行

孕妈妈也有一些不宜旅行的情况，比如，有过流产、早产史，或者严重的并发症（如心脏病、高血压、糖尿病等）；孕期如果出现腹痛或阴道出血的症状也不宜出行；早孕反应如果依然比较严重，也不应出行。总之，应多听医生的建议，并密切关注自己的身体状况。

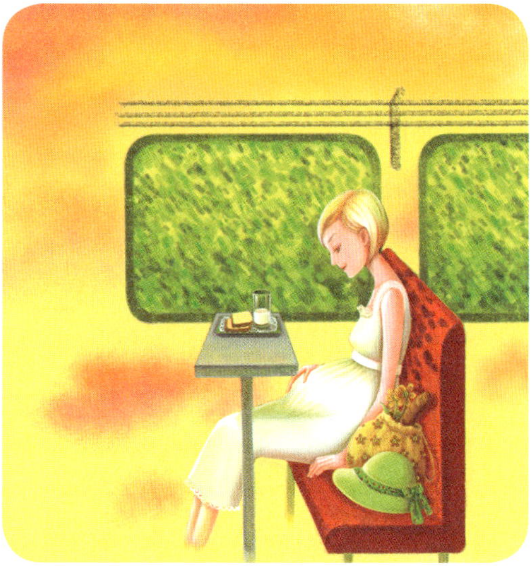

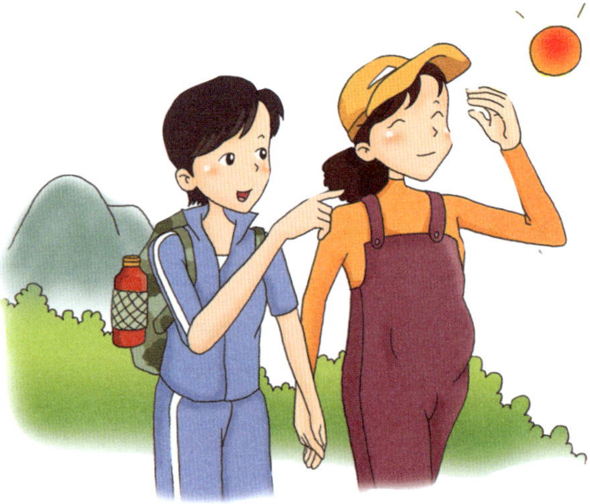

旅行时应注意防晒

孕妈妈由于生理原因，极易体热出汗，在假期出行时，孕妈妈一定要做好防暑防晒工作，否则很容易中暑，出现头晕、恶心等症状，甚至会伤害到母体和胎儿的健康。

你不知道的小秘密

孕妈妈在出行前应听取医生的建议，对自己担忧的事情要毫不犹豫地询问。在不给自己身体带来过多负担的前提下，孕妈妈没有必要刻意限制旅行的次数。

旅行前后整理搬运行李等体力活应该由准爸爸包办。要乘坐巴士或者汽车就得预先订车票，还要备齐所有的旅行用品。此外，旅行当中去哪些地方以及具体的日程安排也必须事先计划好。

旅行前应准备哪些物品

1. 帽子和遮阳伞。对于孕妈妈来说，有了它们无论是烈日高照，还是刮风下雨，都会多一层保护。

2. 薄毯子。凉爽有微风的日子是旅行的最佳天气，可是尽管这样，也要准备一条薄毯子，避免着凉。

3. 零食。孕妈妈坐车常有明显的呕吐感，花生、核桃等坚果类食品和果干等都可以缓解这种状况。

4. 医疗保险证和病历。孕妈妈应携带医疗保险证和病历去旅行，以便紧急情况时可以随时拿到。

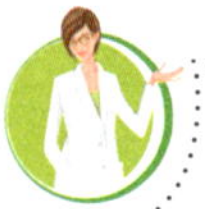

旅行时需要特别注意的事项

1. 雪橇、滑雪、水上滑行等具有一定危险性的活动，孕妈妈绝对不能参加。

2. 孕妈妈很容易会出现尿频的现象，而且这种现象还会随着分娩的临近而变严重。在旅行时，孕妈妈每次在旅行的途中看到洗手间时，即使没有尿意也应该去排小便，而且不能因为怕去洗手间而减少水分的摄入量。

3. 孕妈妈在旅行途中要避免吃生冷或不干净的食物，以免出现消化不良、腹泻等情况。奶类、海鲜等食物易腐坏，若不能确定是否新鲜，最好不食用。孕妈妈可多吃水果，多喝水，预防便秘和脱水。

孕妈妈这样逛街才安全

孕妈妈逛街最好有准爸爸陪同

购物，可以让人释放压力，消除不快感，所以孕妈妈逛街购物也不失为一大放松法。但是，逛街时一定要带着准爸爸哦！自己可不要提重物！

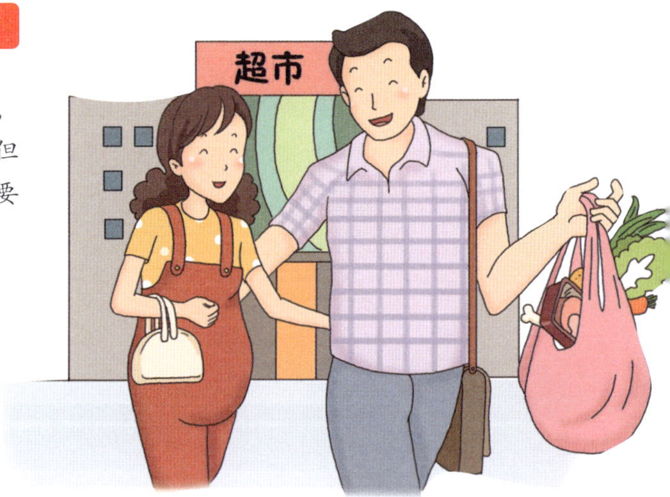

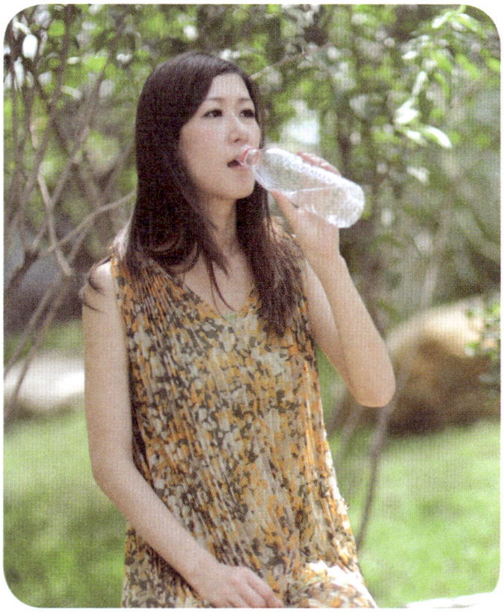

逛街时不要忘记补充水分

出门逛街，孕妈妈不要忘记随身携带饮用水哦！以免身体缺水出现不适。还要做好防晒工作，避免面部出现妊娠斑或使妊娠斑加重。

你不知道的小秘密

健康的逛街等同于散步，可以让孕妈妈心情舒畅、头脑清醒，对缓解疲乏症状十分有益，并可改善胎盘供血量，对胎儿生长发育有益。

购物时身体不适要及时休息

孕妈妈出门逛街不要做一个“购物狂”，就把出去走走当做一种放松、一种运动，因此，动作不要太快、太急，如果在逛街时，中途出现腹胀等不适症状，应立刻进行休息。

孕妈妈逛街存在的安全隐患

1. 可能出现不适感。上街购物，避免不了拥挤的场面，这样会让孕妈妈的精神持续紧张，易患上心理方面的拥挤恐惧症。还有可能导致身体不适，表现为恶心、头昏、心跳加速、血压上升、疲乏等。

2. 可能诱发疾病。有些商场刚刚装修过，其中的室内装饰物会向空气中释放有害物质，这些有害物质多达 300 多种，会对眼、鼻、咽喉等进行刺激，导致流泪、咳嗽等症状，引发孕妈妈身体不适。长期如此，会削弱呼吸功能，加重呼吸道症状，从而引发呼吸道疾病。

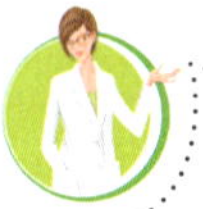

孕妈妈逛街的注意事项

1. 不要走太多路。孕妈妈的身体较为笨重，行动不便。每次购物行走的路程建议控制在1千米以下，行走速度要缓慢。

2. 不要购买太多商品。孕妈妈购物时，要记住少买商品，一次最好控制在5千克以下。或有同伴帮自己提购物袋。

3. 不要在人流高峰时出门，出门要有人陪同。孕妈妈不要在上、下班高峰期上街，不在拥挤的地方闲逛。

拥挤的地方不宜去

孕妈妈散步要去空旷的地方

公园就是孕妈妈散步的好场所。公园里没有大街上的拥挤，环境幽雅安静，孕妈妈在这样的环境中散步既安全，又可以边散步，边和胎儿说说话，非常有利于胎教，可谓是一举两得。

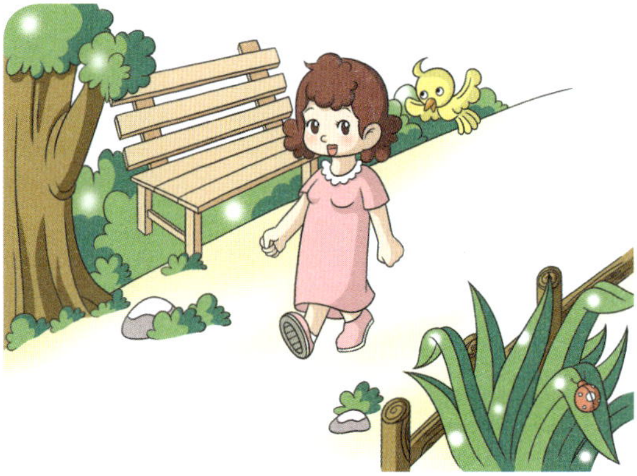

夜色中散步要多加注意

傍晚时分，景色宜人，孕妈妈也难免会和忙碌了一天的家人出来散散步，但是要注意，孕妈妈不宜在照明条件不好的道路上散步，随着天色渐黑，要格外注意脚下的路，避免发生摔倒这样的事情。

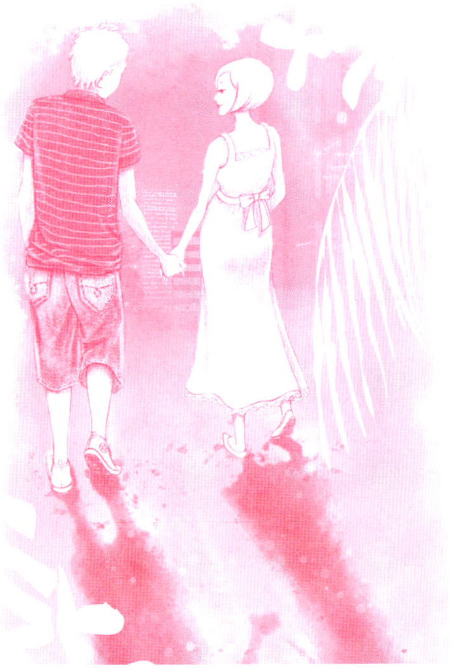

你不知道的小秘密

孕妈妈最好不要到拥挤的地方散心，在人多拥挤的地方挤来挤去，孕妈妈一旦受到碰撞或挤压，便会有发生危险的可能。

孕期为何不宜到拥挤的地方

1. 人多拥挤的场合，容易发生意外，如在广场看节目，就有可能被他人挤倒。孕妈妈由于身体不便，最容易出现问题。

2. 人多拥挤的地方，空气污浊，会给孕妈妈带来胸闷、憋气的感觉，也会影响胎儿的供氧，不利于孕妈妈和胎儿的健康。

3. 人多拥挤的场合容易传染疾病，公共场合中各种致病微生物的密度远远高于其他地区，尤其在传染病流行期间和地区，孕妈妈很容易染上病毒和细菌性疾病。

噪音对胎儿伤害很大

拥挤的场所必然会有噪音。很多研究表明，噪音会严重影响人类优生而导致畸形胎儿增多。

有研究指出，构成胎儿内耳一部分的耳蜗从孕妈妈妊娠第20周期开始成长发育，其成熟过程在宝宝出生后30多天时仍在继续进行。由于胎儿的内耳耳蜗正处于成长阶段，极易遭受低频率噪音损害，外环境中的低频率声音可传入子宫，并影响胎儿。

有关研究表明，胎儿内耳受到噪音的刺激，能使脑的部分区域受损，并严重影响大脑的发育，致儿童期后出现智力低下。

春季出门时戴口罩

孕妈妈做孕检时戴口罩

孕妈妈去医院孕检时，不妨戴上口罩，以防止被传染感冒等，因为孕期生病是不能随便吃药的，所以要加强预防。

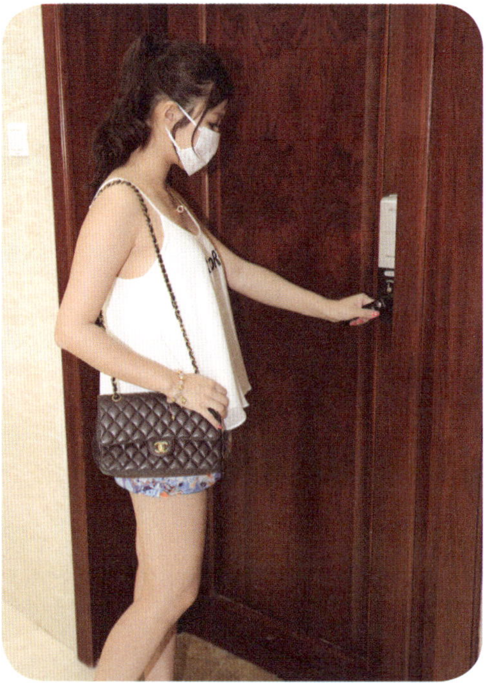

冬季尽量少戴口罩

冬季尽量少戴口罩。因为经常戴防护性好的口罩，鼻黏膜会越来越“虚弱”，使得鼻腔的功能变弱，导致出现疾病。

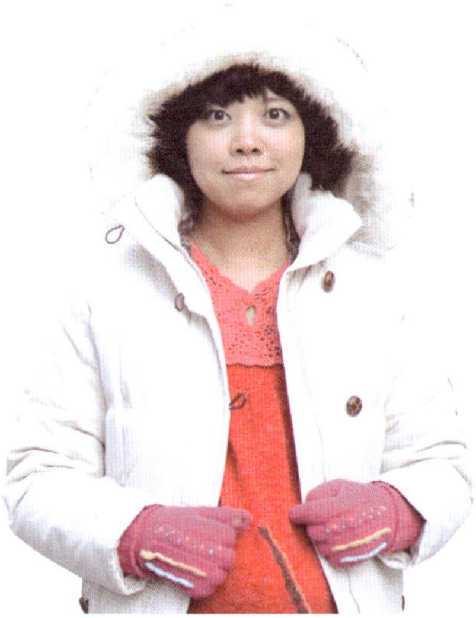

你不知道的小秘密

春天气候干燥，由于风大，花粉在空气中散布较多，对花粉过敏的孕妈妈，此时出门不戴口罩便会感到不适，出现皮炎、哮喘、鼻炎等病症，甚至对胎儿产生不良影响。所以，孕妈妈在春季出门最好戴上口罩。

平常不要经常戴口罩

一般情况下，不要总戴口罩，人的鼻腔黏膜有着很好的血液循环，鼻腔是一条弯弯曲曲的“管道”，鼻毛可将有害物质阻挡在鼻外。当吸入空气时，空气会在鼻中变温暖。若经常戴口罩，鼻腔的功能就会削弱。

怎样保持口罩卫生

1. 不戴口罩时，应将紧贴口鼻的一面对折好，放置在干净的信封中，不要随便放到桌面上，而且还要保证口罩干燥。

2. 建议孕妈妈多购买一些口罩，方便换洗，至少保证每天换洗一次。

3. 清洗前，应先将其浸泡在沸水中5分钟，再进行搓洗，之后放在阳光下晾晒。

什么情况下需要更换口罩

1. 口罩被污染，比如，染上指甲油、血渍或口红等。
2. 孕妈妈戴上口罩时感到呼吸不畅，有阻力。
3. 口罩出现破损。

★ 孕妈妈的出游原则 ★

出游是一个既耗费体力，又耗费精力的事情，因此，孕妈妈不要独自出游，也不要与不相识的人搭伴出游。最好有亲朋好友在身边陪伴，这样不但会使旅程较为愉快，而且在觉得累或不舒服的时候，也会有人照顾，增加安全感。

此外，在出发前必须查明旅游地区的天气、交通、医疗与治安等状况，要根据具体情况或孕妈妈的身体状况，随时变更行程。

在出游期间，最好选择条件相对好一点的餐馆和宾馆，不要吃容易引起过敏的食物，吃的饭菜要温热和容易消化，旅途中不要喝山泉水及河水。

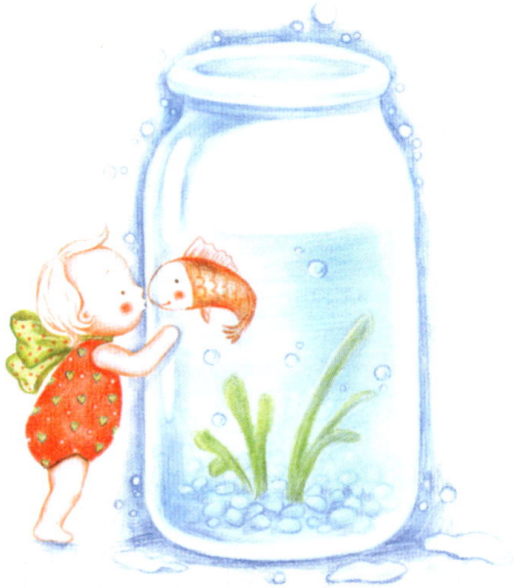

第九章

轻松享受孕期居家生活

家，是温暖的港湾，给人最安全、最贴心、最踏实的感觉。但你是否知道，家中存在着很多安全隐患。孕妈妈居家的时间较长，应扫清这些隐患，不让腹中的胎儿受到伤害。

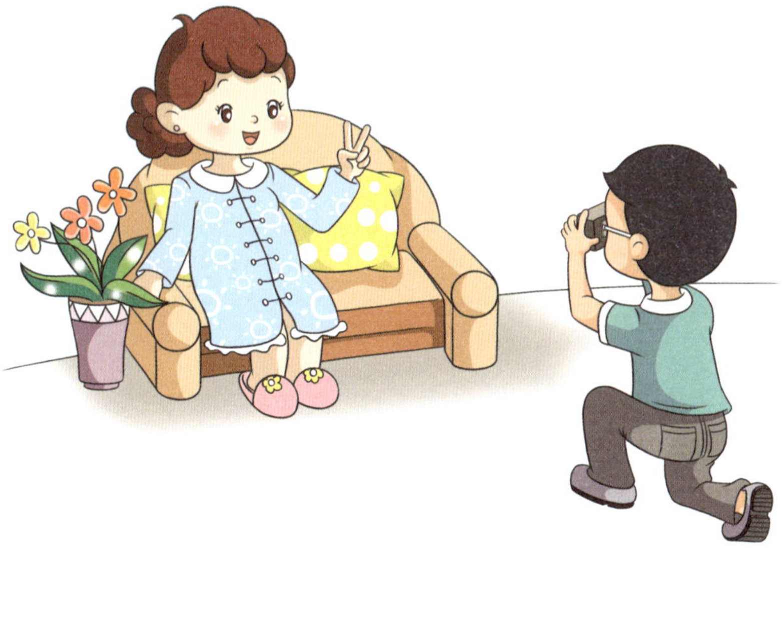

排除居室的安全隐患

晾衣架不要放在高处

孕妈妈经常会用到的物品一定要放在容易拿取的地方，包括晾衣架，如果放得过高，很容易发生危险哦！

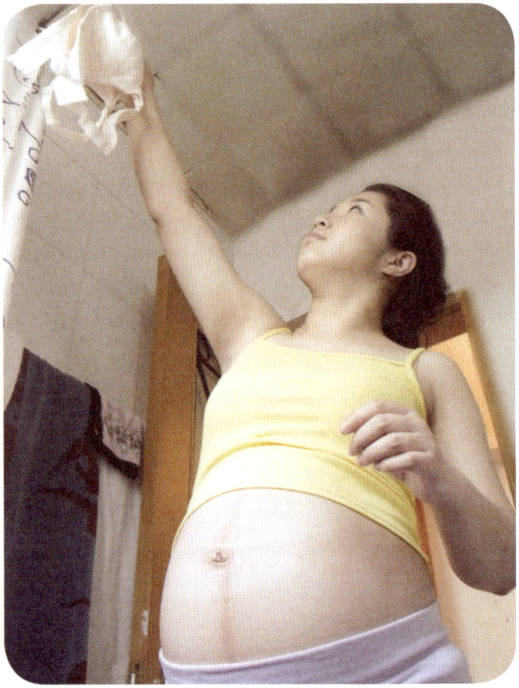

孕妈妈尽量远离电源

大家都知道怀孕了要控制使用电脑、手机的时间，要远离正在工作的微波炉和电磁炉，是为了避免辐射。你知道吗？一切电源其实都或多或少会有辐射，特别是在夜晚安睡时，要将卧室的插座电源关闭，尽可能地减少危害性。

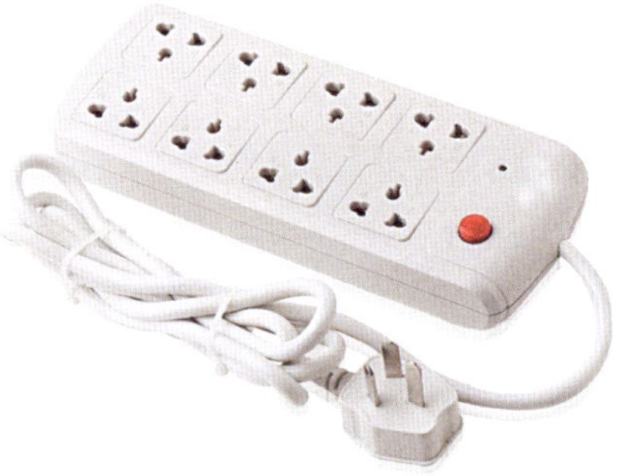

你不知道的小秘密

在孕期，孕妈妈最好不要经常改变家具的位置，因为孕妈妈在生活中已经习惯了之前的家具位置，若出现变化，孕妈妈不易适应，很容易发生磕碰，伤及腹中胎儿。

卧室要保持洁净

清洁卧室时，不宜使用消毒剂，因为消毒剂将病原菌杀死后所残留的有害物质易导致胎儿畸形。清洁卧室最好的方法是开窗通风，勤打扫卫生。

居室中的安全问题

1. 浴室：最好在浴室地面铺上一层防滑垫，以免孕妈妈因地面湿滑摔倒。

2. 厨房：烹调食物时，应开窗通风，使用抽油烟机，因为在烹调过程中，会产生大量对人体健康有害的气体。此外，最好少用小家电，它们会产生很强的电磁辐射，影响胎儿的生长发育。

3. 卧室：应将卧室中的电源线放好，不要混乱摆放或放在经常经过的地方，避免被绊倒。另外，衣物要放在孕妈妈方便拿取的地方。

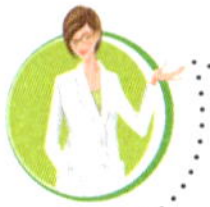

孕妈妈感觉舒适的居室温度

孕妈妈的居室温度最好保持在22℃～28℃，若使用空调，应保证隔一段时间通风换气一次；若使用暖气取暖，要做好换气工作，或使用空气净化器。注意，在空气干燥时，应使用加湿器，温度和湿度都适宜，孕妈妈才会更舒适。

家居布置需注意哪些安全细节

家居色彩可影响孕妈妈的情绪

居室的色彩应该简洁、温柔、清淡，如乳白色、淡蓝色、淡绿色等。白色给人一种清洁、朴素、纯洁的印象；淡蓝色、淡绿色等给人一种深远、冷清、高洁、安静的感觉。孕妈妈从繁乱的环境中回到宁静优美的房间，内心的烦闷便会趋于平和、安详，心情也会宁静。

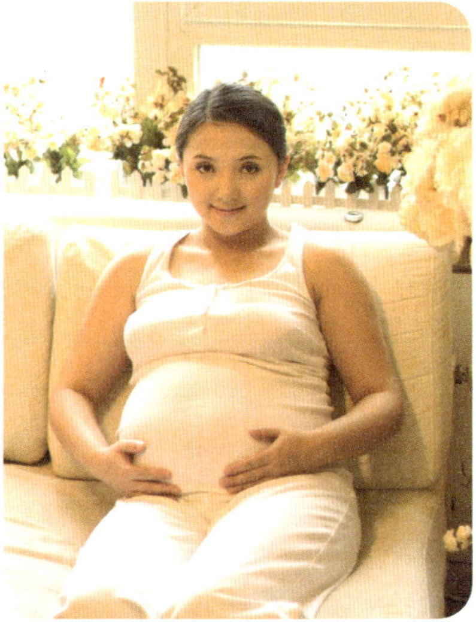

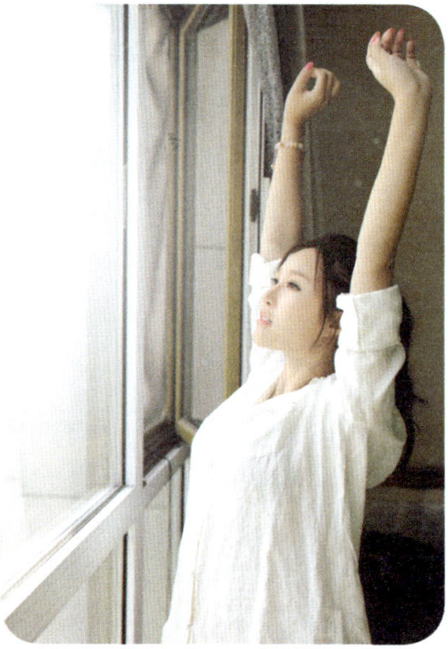

居室要保持空气清新

孕期的居室尤其要注意保持空气的清新。每天可以定时开窗通风透气，尤其是在有蓝天白云的天气里可以延长开窗的时间，如果遇到雾霾天，最好不要开窗，也要避免外出。

你不知道的小秘密

一旦得知自己怀孕，则居家、在外一切必须力求安全，以防意外发生。怀孕时期应特别注意下列事项：

1. 走廊及地板不可打蜡。
2. 容易滑倒的阶梯最好装上栏杆扶手。
3. 尽量减少家具的突出部分，以免撞击腹部。
4. 物品依使用的频繁顺序排列，将常用之物置于易取之处。
5. 上厕所时尽量使用坐式马桶，迫不得已用蹲式马桶时，最好用手扶着两侧墙壁或把手。
6. 已损坏而有断裂危险的扶手、栏杆或晒物台最好仔细检查，以免发生意外。

孕妈妈卧室最好不要摆放花草

孕妈妈的卧室不宜摆放花草，因为有些花草，如万年青、五彩球、洋绣球、仙人掌、报春花等易引起接触过敏，若孕妈妈的皮肤触及它们，或其汁液弄到皮肤上，都有可能发生急性皮肤过敏反应，出现疼痛、皮肤黏膜水肿等；还有一些具有浓郁香气的花草，如茉莉花、水仙、木兰、丁香等，会引起孕妈妈嗅觉不灵、食欲缺乏，甚至出现头痛、恶心、呕吐等症状。

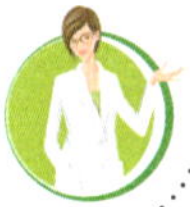

孕妈妈最适宜绿色的居室

不同的色彩对孕妈妈的情绪有着不同的影响，经有关研究证实，一般，绿色有助于孕妈妈心跳减慢，呼吸平缓，有利于孕妈妈获得宁静的心情，可缓解妊娠反应或不适，对胎儿的健康发育有所帮助。

正确选择防辐射服装

谨防路由器

随着数码产品走入千家万户，家庭中的路由器成为必不可少的一个物件。想给孕妈妈说的是路由器作为接收传递信号的工具，也是具有一定的辐射的，所以，在不使用电脑的时候最好关闭路由器，也不要将其安装在卧室里。

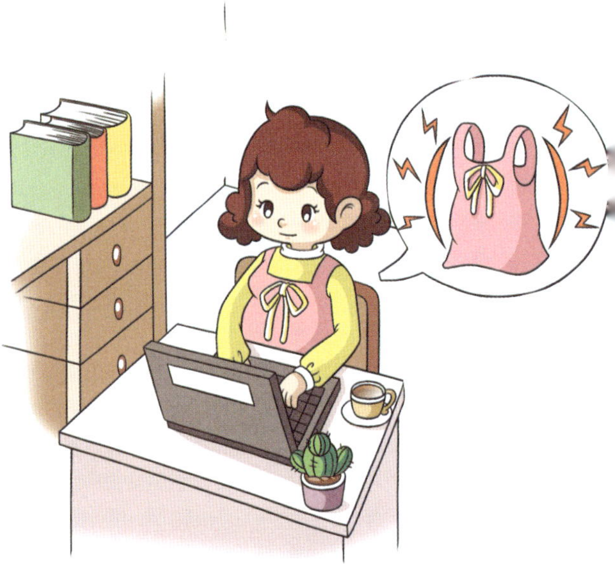

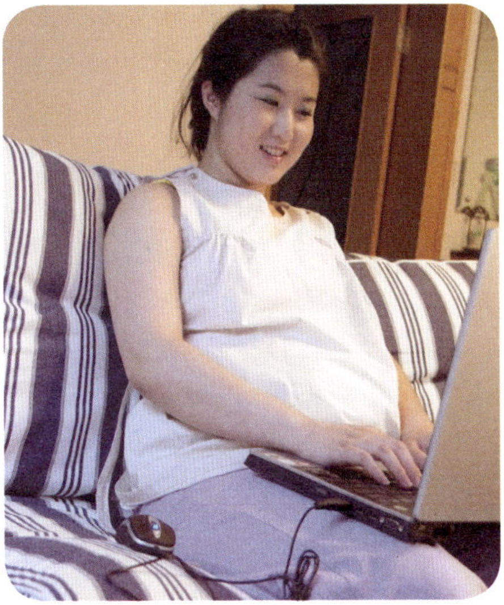

有防辐射服也要控制使用电脑

防辐射服可以帮助孕妈妈抵御一些来自外界的电磁辐射，但是也不能因为有了防辐射服就可以放任自由地使用电脑或不躲避一些电磁源，还是要时刻提醒自己在孕期，很多禁忌还是要注意的，这样才可能将对胎儿的不利影响降低到最少。

你不知道的小秘密

孕妈妈挑选防辐射服时要注意，目前在市场上有四种面料的防辐射服：多离子的、涂层的、金属纤维的、银纤维的。其中多离子的已经被市场淘汰；多涂层的含有对人体有害的重金属成分，而且屏蔽时间不长，还会掉粉末，孕妈妈吸入后会有损健康；金属纤维的不含有害物质，可以屏蔽高低频的电磁辐射，但不容易辨别质量优劣；银纤维的有着不错的防辐射效果，柔软，可用水洗，但价格较高。对孕妈妈而言，后两种防辐射服都可以选择。

防辐射服最好选择什么款式

肚兜式的防辐射服只能屏蔽腹部前方的电磁辐射，不能将颈椎神经系统保护好。若有条件，建议购买吊带或外套式的，最好是可以调节尺寸的，以便满足孕妈妈不同时期的身材需求。

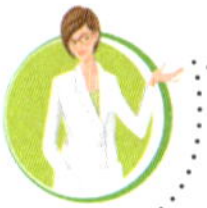

如何鉴定金属纤维防辐射服的防辐射效果

1. 用辐射检测笔。

2. 在固定电话旁，拨打手机，然后拿起固定电话听筒，可听见干扰声，将防辐射服放在手机和固定电话之间，听不到干扰声，说明该件防辐射衣服有很好的隔离电磁辐射的作用。

3. 剪下防辐射服上的样布，用打火机点燃，看燃烧后的金属纤维网，网越密、金属纤维排列越整齐，防辐射服的隔离电磁辐射的效果就越好。

重视个人卫生

孕妈妈洗澡的温度应适中

孕妈妈洗澡时室温不宜过高，温度以皮肤不感到凉为宜。水温最好是温热，和体温差不多或者比体温略高。

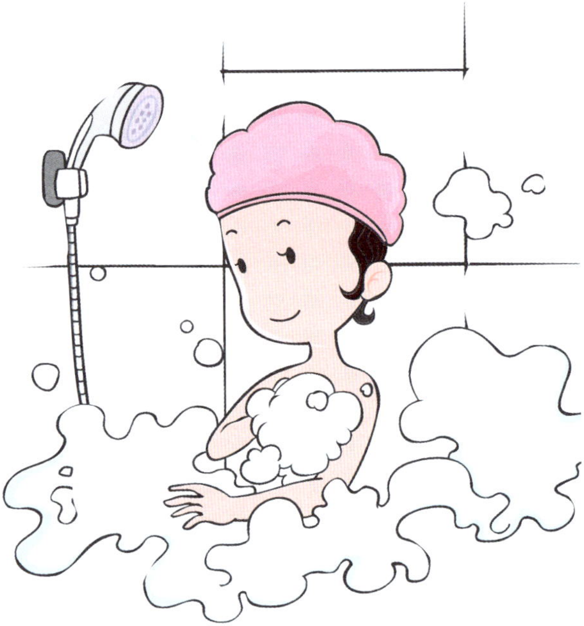

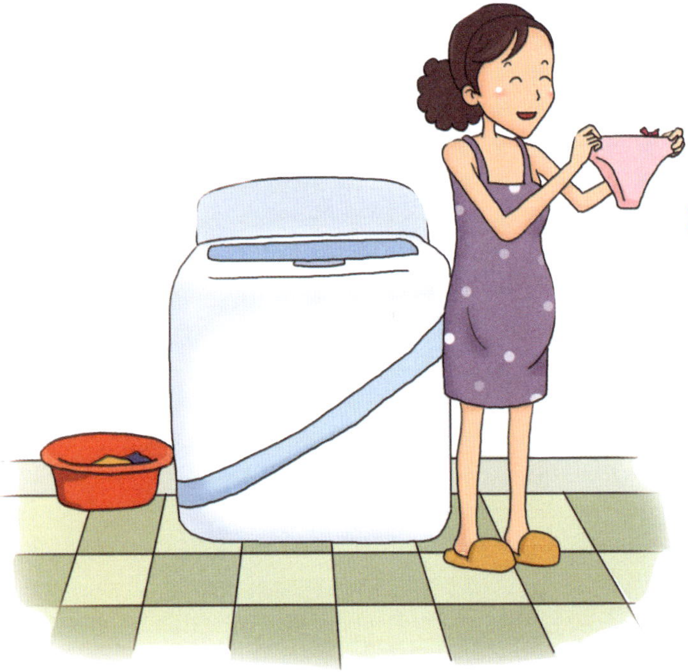

孕妈妈应勤换内衣裤

孕妈妈应注意个人卫生，勤换内衣裤。如果长期不换内衣裤，内衣裤上容易滋生细菌，特别是内裤，滋生的细菌如果侵入阴道内，就会导致阴道炎症，危害母婴健康。

你不知道的小秘密

孕中晚期，孕妈妈必须格外注意会阴部卫生，积极防治细菌性阴道炎。孕妈妈患阴道炎后不仅自己痛苦，胎儿也会受到疾病的影响，因为孕妈妈容易发生胎膜早破、早产等，新生儿经产道分娩时也易被感染。

孕期要仔细清洁面部

孕期应格外注意清洁面部。早晚两次，使用平时常用的洁面乳，搓出泡沫来，仔细地洗，洗干净以后，涂上适合孕妈妈使用的润肤露。

孕妈妈应保持口腔卫生

1. 早晚各刷一次牙，每餐过后应进行漱口。

2. 孕期定期检查牙齿，清洗牙齿。

3. 患上口腔炎症后应注意摄入维生素B_2，若牙龈总出血，应多摄入维生素C。

4. 平时，应多做口齿动作，加强唾液分泌，达到洁齿效果。

5. 睡前控制饮食。

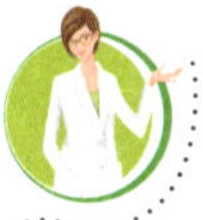

孕期洗头需要注意什么

1. 水温合适：洗头水温应在37℃～40℃，不要过热或过冷，也不宜冷、热水交替洗。

2. 选择合适的洗发水：孕妈妈的皮肤十分敏感，可选择适合自己发质且性质比较温和的洗发水。

3. 用舒服的姿势洗头：孕妈妈应该尽量采用靠背坐姿，两脚自然张开，冲水时，头及上身前倾约45度，两手肘可支撑在洗脸台、澡盆边或大腿上。

4. 注意洗头时间：孕妈妈不宜在空腹、饱食、刚刚吐完或其他不适症状刚减轻时就立即洗头、沐浴。

孕妈妈应小心化妆品的毒害

孕妈妈要选用天然的护肤品

孕妈妈不宜使用含有化学添加剂的护肤品，若长期使用，这些物质聚集在体内，就可能伤害到胎儿。孕妈妈最好使用从天然植物萃取物中提炼的成分制成的护肤品。

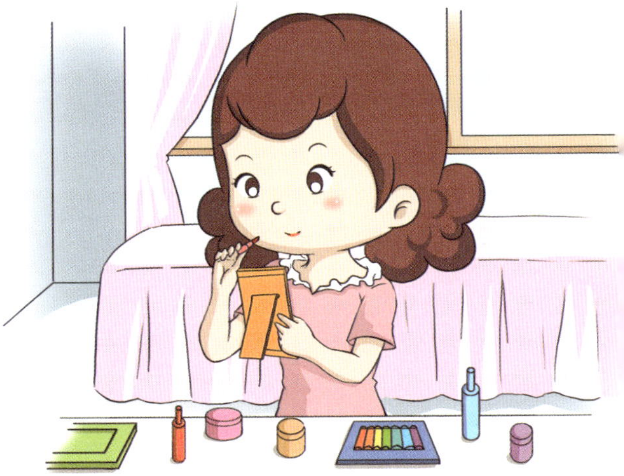

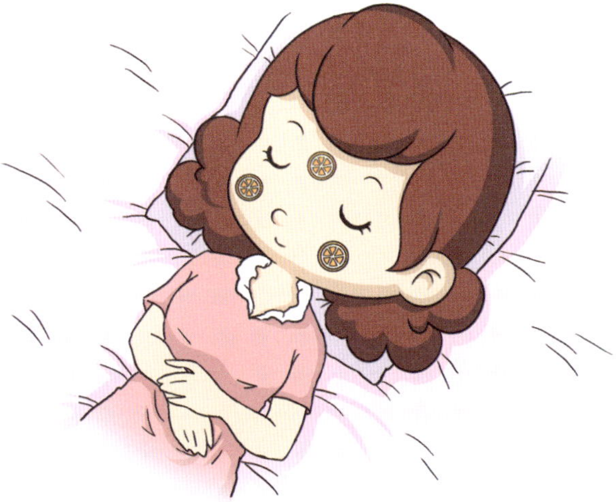

孕妈妈使用自制面膜更好

给孕妈妈推荐一款自制的补水保湿面膜——黄瓜酸奶面膜。

准备好酸奶和黄瓜，将黄瓜磨成糊状，与适量的酸奶混合均匀，然后涂抹在整个面部，20 分钟左右清洗干净即可。

你不知道的小秘密

以前使用习惯的化妆品，即使在怀孕之后，也要看看能否继续使用。尤其是一些对肌肤有很大改善效果的化妆品，要咨询相关专家是否可以在孕期里继续使用。

怀孕期间，孕妈妈千万不要浓妆艳抹，以免刺激皮肤，产生过敏现象或对胎儿有不利影响。

孕妈妈不宜烫发或染发

染发剂易使孕妈妈出现过敏症状，比如，皮疹、发痒等，还可能致癌，甚至导致胎儿畸形。而冷烫精则更易伤害孕妈妈的头发，孕妈妈的头发较脆弱，若用冷烫精，头发更易脱落，还会影响胎儿的生长发育。

孕妈妈不宜涂抹指甲油

指甲油大多是由化学溶剂、增塑剂及各色染料制成，这些化学物质对人体有一定的毒害作用。孕妈妈在吃东西时，指甲油的有毒化学物质很容易随食物进入身体，并能通过胎盘和血液进入胎儿体内，日积月累，会影响胎儿健康。

孕期最好不要用口红

口红中含有一种羊毛脂，这种物质具有很强的黏合性，能吸附空气中的尘埃、细菌等有害物质，若吃进口中，孕妈妈的抵抗力稍下降，便会染病，对胎儿生长发育不利。

着装以舒适安全为主

穿上新衣照张相片

美丽的衣服总能让人心情愉悦！穿上孕妇裙的孕妈妈不仅行动方便，还凸显了孕妈妈温婉动人的身姿哦！

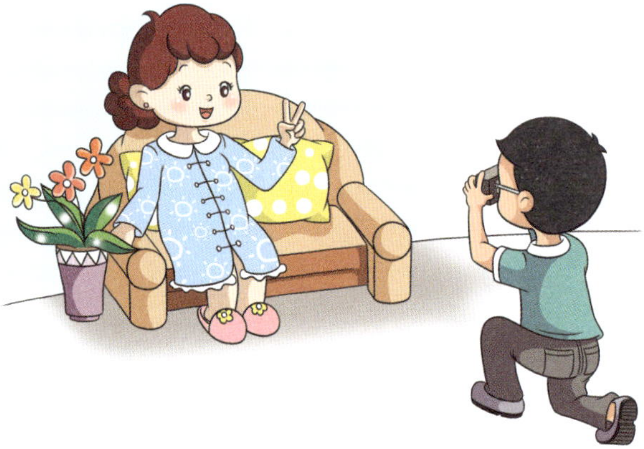

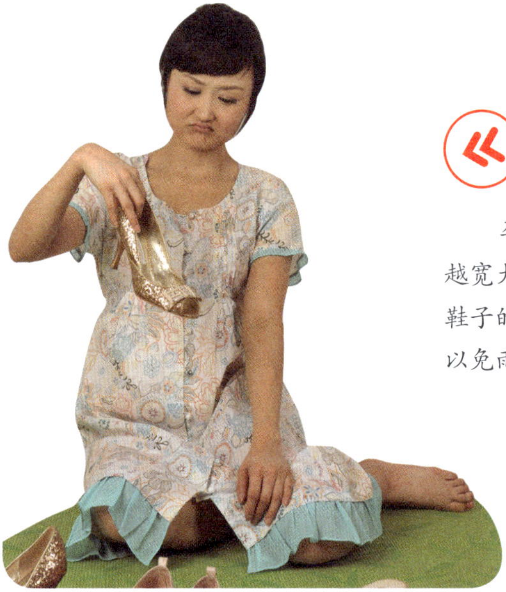

如何挑选鞋子

孕妈妈选择鞋子要满足几个要点：鞋后跟越宽大，鞋子的稳定性就越强，穿起来不易摔跤；鞋子的宽窄、大小要合适；最好具有防滑鞋底，以免雨天或遇到水渍时滑倒。

你不知道的小秘密

选择孕妇装时，不要挑选紧身的，应选择宽大、容易穿脱的。选择上下身分开的套服比较方便，即使不是孕妇装，短裤配上衣，披风配套服等也都是容易穿脱的服装。其次要根据个人爱好，选择那种穿在身上能够体现出胸部线条的衣物，使鼓起的肚子显得不太突出的样式。服装的立体轮廓最好呈上小下大的A字型。

孕妈妈不要穿大红、大绿色的服装

孕妇装要以简单朴素为原则。颜色以能使精神振奋的色彩为好，大红、大绿的图案会增加孕妈妈的臃肿感，条状花纹的衣服能使孕妈妈相对“苗条”一些。

孕妈妈不要穿太紧的裤子

孕期不宜穿紧身衣裤。紧身衣裤不仅会妨碍孕妈妈体内的血液循环，还可能影响胎儿的生长发育，紧身裤透气性也不好，会引发各种皮肤疾病或妇科病。

孕妈妈可以根据个人喜好选择可调整腰围的长裤，从孕中期一直穿到胎儿出生。背带裤是较好的选择，但穿脱不太方便。在孕期可能出现尿频，穿腰腹部无拘束的孕妇裙，会感觉舒适实用。

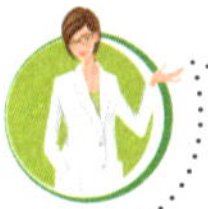

孕妈妈在冬天和夏天如何选衣

冬天穿着厚重、硬邦邦的衣服，会使肚子及身材看起来相当笨重。因此，孕妈妈在冬天穿的衣服最好以质料轻柔，又具有保暖性的针织衣服或羊毛衣为主。

至于炎热的夏天，当然是以透气、吸汗又方便洗涤的绵、麻质衣服为主。

洗澡时应注意的事项

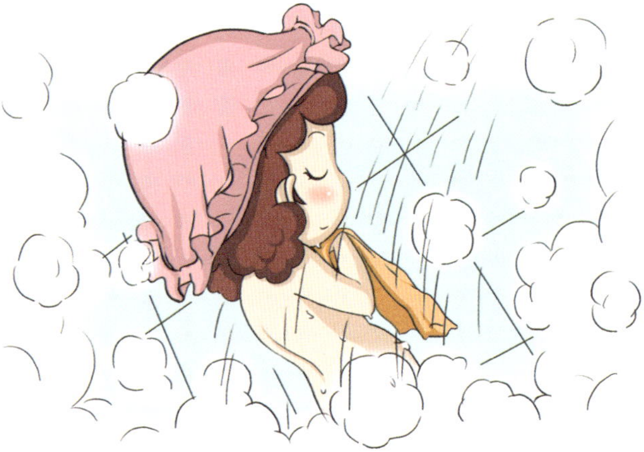

孕期洗澡适宜淋浴

孕期洗澡最好淋浴，不要选择坐浴，尤其是孕晚期更应绝对禁止坐浴。这是因为浴后的脏水很容易进入阴道，而孕妈妈阴道的防病力减弱，就容易引起宫颈炎、附件炎，甚至发生宫内或外阴感染而引起早产。

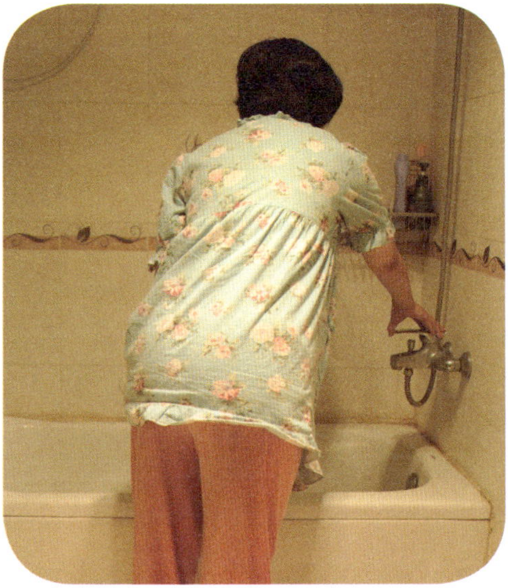

孕妈妈不要一个人在家洗澡

在洗澡时，浴室的地面较滑，孕妈妈本身行动不便，若不小心滑倒，需要有人及时扶起。此外，如果在洗澡时，浴室内的水蒸气过多，可能导致孕妈妈头晕，甚至晕倒，这时，如果无人在家，孕妈妈和胎儿是很危险的。因此，孕妈妈不要一个人在家洗澡。

你不知道的小秘密

孕妈妈洗澡的水温不可过高，否则会伤害胎儿的中枢神经系统。据临床测定，孕妈妈体温比正常体温高 2℃，胎儿的脑细胞发育就会停滞，若高 3℃，就很容易杀死胎儿的脑细胞。这种伤害多为不可逆的，会造成将来宝宝的智力障碍，甚至出现畸形。

孕妈妈洗澡的时间不可太长

洗澡时，浴室内由于通风不良，空气混浊，湿度大，就会降低空气中的氧气含量，再加上热水的刺激，会使人体内的血管扩张，这样血液流入人体躯干、四肢较多，而进入大脑的血液就要相对减少，氧气的含量也会减少，而且人的脑细胞对缺氧的耐力很低，极易出现昏倒状况。若孕妈妈洗澡时间过长，除了易昏倒外，还会造成胎儿缺氧。专家提示，孕妈妈每次洗澡的时间应控制在 15 分钟内。

浴室内的安全事项

1. 浴室的地板上应铺一层防滑垫，并时常清洗，以免浴室内脏物太多。
2. 浴室墙壁四周最好安装一些扶手。
3. 洗脸槽安装稳固，以免孕妈妈的脚被砸伤。

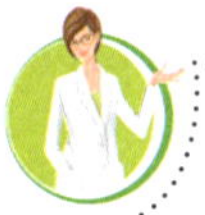

孕妈妈应如何挑选沐浴产品

孕妈妈的肌肤很敏感，应选择中性、无刺激性的沐浴产品，最好还具有保湿的作用，防止皮肤干燥。

扫清孕期失眠隐患

床头放苹果以促进睡眠

研究发现，苹果所释放出的香气可以镇静人的神经，使人的精神放松下来，促进人入睡。所以，孕妈妈在睡觉前，将苹果摆放在床头，可以舒缓孕妈妈的心情，提高睡眠质量。

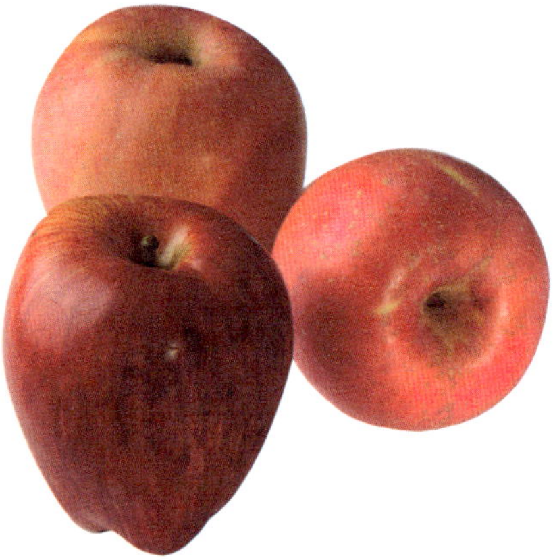

睡前喝杯牛奶

孕妈妈，你还在为无法入睡抓狂吗？不妨试试在睡前喝杯牛奶吧！喝过牛奶后，人体会产生一种让人困乏的物质——L 色氨酸，促进人体进入睡眠状态。

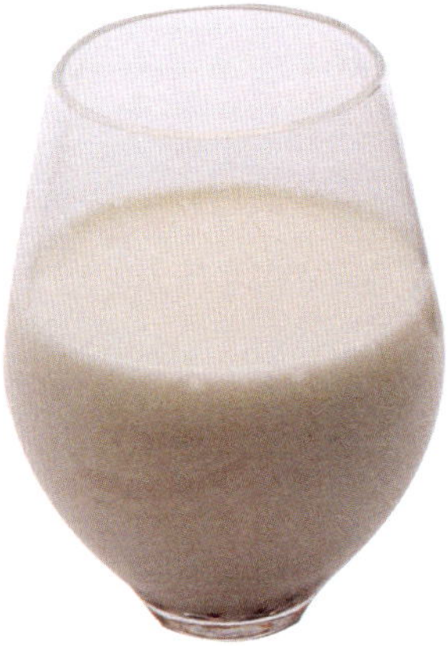

你不知道的小秘密

孕妈妈由于生理的变化，身体和情绪上也会出现一些变化，再加上工作劳累、心情烦躁、过于担心等因素会使其难以入眠。孕妈妈要尽量避免食用含咖啡因的饮料或食品。因为咖啡因能使人更加兴奋，茶、汽水、咖啡、巧克力等都含有一定量的咖啡因。

如何保证充足的睡眠

1. 想睡就睡：孕妈妈身体的工作量逐渐加大，需要更多的休息，应尽量避免熬夜，早些睡觉。

2. 保持睡前放松训练，避免入睡前情绪激动。

3. 将室内温度降低：激素导致孕妈妈体温略微增高，这样会影响睡眠质量。降低室温可以使人心平气和，易于入睡。

4. 养成睡午觉的习惯：午饭后小睡 30 ~ 50 分钟可以起到提神、增强记忆力的作用。但午睡时间不宜超过 1 小时，否则很容易使晚上久久不能入睡。

5. 不要空腹入睡：研究发现，睡前空腹会使人长时间保持在浅睡状态，易醒多梦。

6. 睡前少喝水或汤：孕妈妈常会出现尿频现象，如果睡前饮用过多的水，半夜会起身去厕所，影响睡眠。

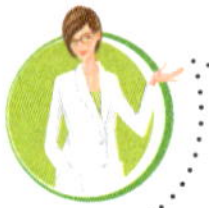

清扫来自外界的干扰

孕妈妈的体温会较以前略微升高，因此要保持卧室清凉宜人。最好在睡前开一会儿窗户，但不要让风直吹孕妈妈。也可以采取一些隔音和遮光措施，以避免噪音和强光影响孕妈妈的睡眠。

孕妈妈起居禁忌

睡眠中不要长时间开空调

孕妈妈在夜间睡觉时长时间开空调，容易患上感冒。一般人感冒后可以吃药，而孕妈妈就不可以随便用药，否则，很有可能危害到腹中胎儿的健康。所以，为了避免感冒，不要在睡觉时长时间开空调。

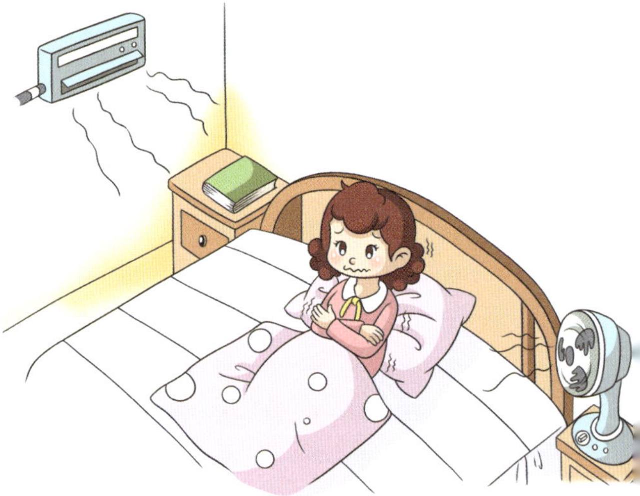

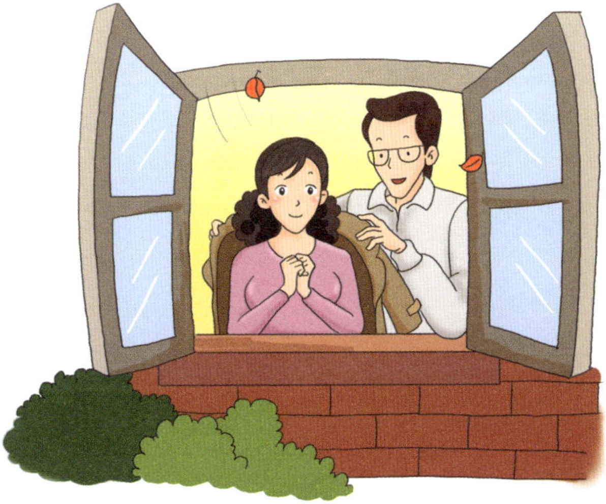

冬季要注意保暖

冬季寒冷，气压低，孕妈妈极易出现妊娠高血压、水肿等病症，影响胎儿的健康。所以，孕妈妈要加强保暖，在窗口透气时要记得加件衣服哦！

你不知道的小秘密

孕妈妈不宜睡软床，原因如下：

1. 孕妈妈的脊柱比常人要更加前曲，仰卧时，孕妈妈脊柱呈弧形，增加了已经前曲的腰椎小关节的摩擦；侧卧时，脊柱会向侧面弯曲。

2. 夜间睡眠时辗转翻身，有助于大脑皮质扩散，提高睡眠质量。但如果床过软，孕妈妈翻身不便。而且孕妈妈仰卧时，会使子宫压迫腹主动脉和下腔静脉，导致子宫供血减少，对胎儿不利。出现下肢、外阴及直肠静脉曲张；长期右卧侧位时，易使孕妈妈患肾盂、肾炎。

冬季不要使用电热毯

电热毯会使休息状态的细胞长时间处于电磁波中，不利于人体健康，更会影响到肚子里的胎儿。孕妈妈可以使用暖水袋来暖热手脚。

夏季不要长时间吹电风扇

孕妈妈新陈代谢旺盛，在夏季出汗较多，若长时间吹电扇，易出现头晕头痛、疲乏无力、食欲下降等症状。此外，孕妈妈也不宜在出汗后马上吹电扇，此时全身皮肤毛孔疏松，汗腺大开，邪风极易乘虚而入，轻者伤风感冒，重者高烧不退，影响孕妈妈和胎儿健康。

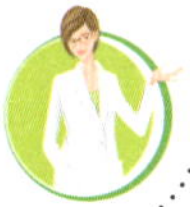

孕妈妈不要过多进行日光浴

晒太阳可促进钙质的吸收和骨骼生长，但与此同时，日光浴可增多或加深孕妈妈脸上的色斑点，甚至引发日光性皮炎，因此日光浴要适度。

★ 孕妈妈不要养猫 ★

医学专家从畸形儿产妇和流产产妇的脐带血液中均发现了弓形体菌。猫身上就携带着这种弓形体菌，这种病菌可以通过口腔进入人体体内进行繁殖生长，并可通过胎盘造成胎儿先天性弓形体菌病。怀孕 3 个月后常致流产，6 个月后常致胎儿畸形或死胎。孕妈妈感染弓形体菌的胎儿出生后主要表现为脑积水、小头畸形、精神障碍等。

此外，大部分哺乳动物和鸟类都可传染弓形虫，若孕妈妈不慎食用了未完全烹调熟透的肉类，就可能受到感染，影响胎儿健康。为避免此类事件发生，孕妈妈的饮食所需的食材一定要注意情况，在烹调的过程中要把食物做熟。

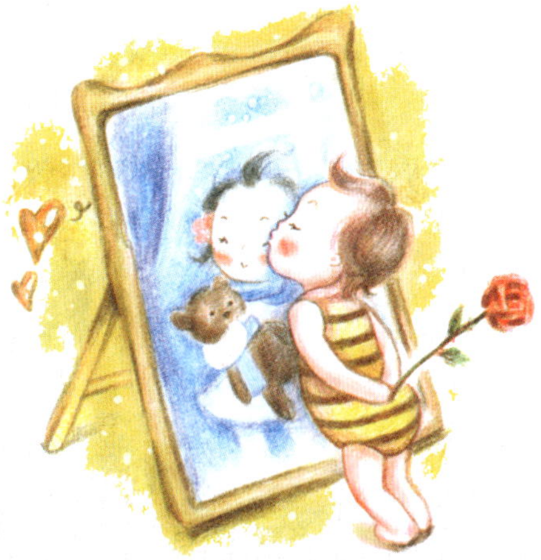

第十章

孕期适度运动有益母胎健康

“生命在于运动。”想拥有健康的体魄，运动无疑是最有效的方法。在孕期进行运动，对分娩极为有利。但带“球”运动始终不便，一旦发生磕碰或疲劳，就易出现危险。所以，孕妈妈一定要掌握运动的宜与忌。

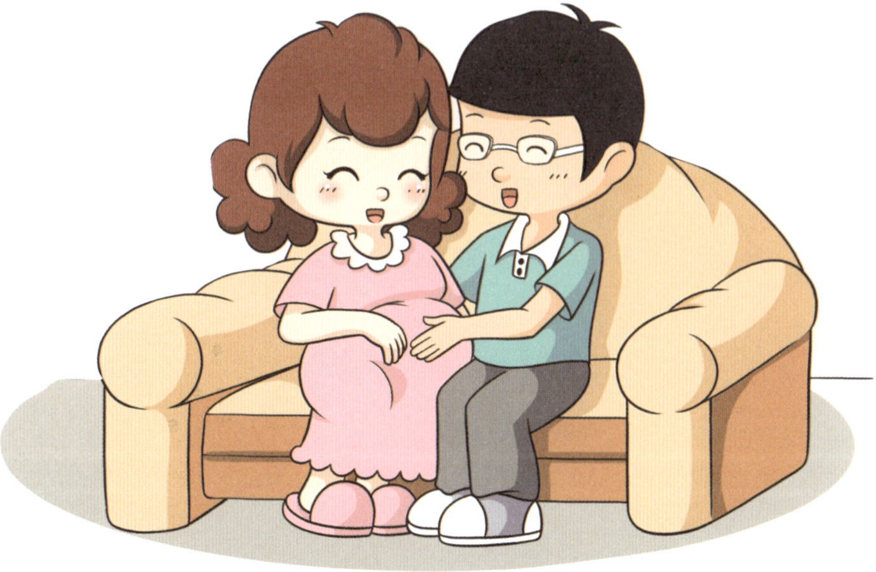

哪些运动适合孕妈妈

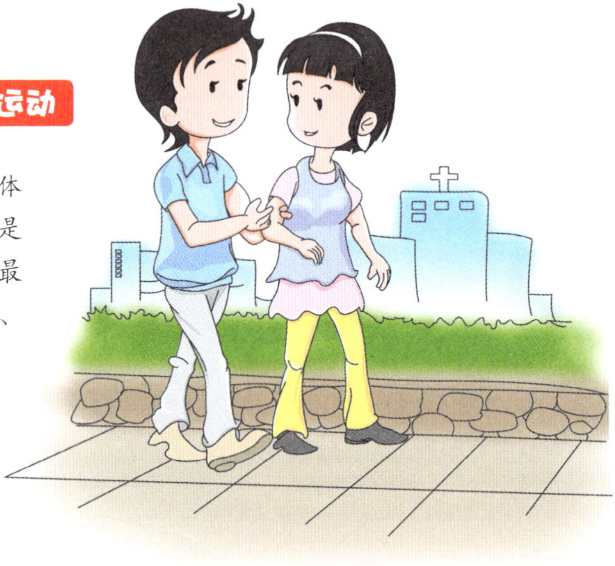

孕妈妈要在身体状态好时进行运动

孕妈妈在做运动前，应先看看自己的身体状态是不是很好，如果身体比较疲乏，或不是很舒服，就不要做运动。孕妈妈在做运动时最好的身体状态应该是心情舒畅、无不适感觉、精力充沛。

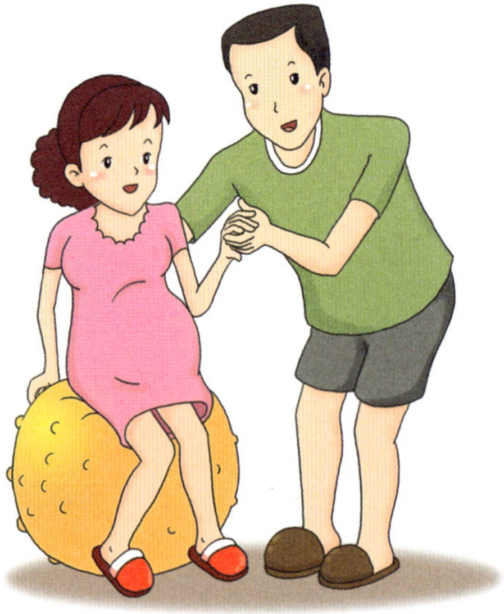

运动不要盲从

孕妈妈适当做一些运动对分娩十分有利，但是孕妈妈身体对运动的承受力大不如怀孕前，且每个孕妈妈的身体状况也不相同，不要再像怀孕前那样运动，更不能盲目地跟从其他孕妈妈做运动，要结合自身的身体状况，如果运动时出现不适，就停下来休息片刻，不要勉强自己做运动。否则，有可能会给自身和胎儿造成危害。

你不知道的小秘密

孕期做运动，有助于分娩，但在运动前应先与医生讨论一下自身状况是否适合，再评估运动的可行性和难易程度。

散步对孕妈妈的益处

散步可使孕妈妈的腿肌、腹壁肌、心肌的活动加强，增强神经系统和心肺的功能，可调节情绪、缓解压力、促进新陈代谢。肺活量的增强不但使孕妈妈的呼吸变得深沉，而且有益于胎儿的氧气供给。由于血管的容量扩大，血液循环加快，对身体细胞的营养，特别是对心肌的营养有良好的作用。

适合孕妈妈的特殊运动

1. 盘腿坐运动：盘腿平坐床上，腰背部挺直，收住下颌，两手分别轻轻放在膝盖上。每呼吸一次，用手腕向下按压膝盖；尽量使膝盖接近床面，反复进行。早、晚各做3分钟。有松弛腰部，伸展骨盆肌肉的作用。

2. 产道肌肉收缩运动：运动前先排空小便，姿势不拘，采取站、坐、卧位均可。利用腹肌收缩，使尿道口和肛门处的肌肉向上提，以增强会阴部与阴道肌腱的弹性，减少分娩时的撕裂伤。

3. 脊椎伸展运动：取仰卧位，双膝弯曲，双手抱住膝关节下缘，头向前伸贴近胸口，使脊柱、背部及臀部肌肉呈弓形，然后慢慢放松，反复做几次。怀孕4个月开始做，是减轻腰酸背痛的好方法。

孕期散步时的注意事项

散步时要穿舒适的衣服和鞋子

孕妈妈在散步的时候，尽量穿宽松舒适的衣服，让皮肤能自由呼吸，使身体更加放松。尽量穿运动鞋或鞋底较厚的平底鞋，保证舒适安全。

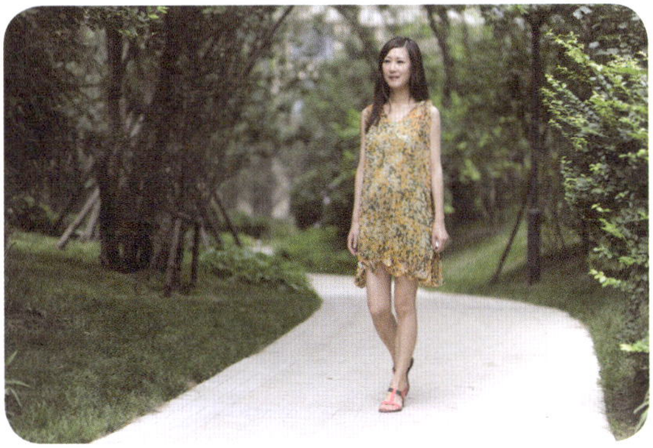

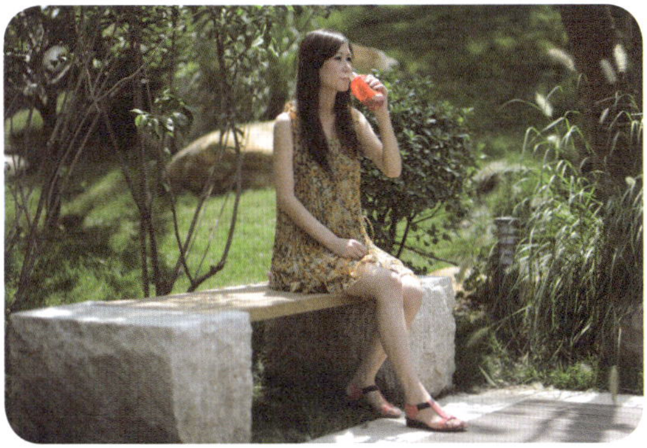

散步时最好带上水杯

散步的时候，身体会消耗一定的水分，孕期身体对水分的摄取量是相当大的，所以孕妈妈一定要及时补充水分，千万不要等到口渴了再喝水。散步时最好带上水杯，少量多次补充水分。

你不知道的小秘密

散步的目的是为了放松身心，保持心情愉快，以身体不感到劳累为佳。孕妈妈在散步时千万不要超出身体所能够承载的活动力度。最好能根据自己的身体状态来调节散步和时间和散步时的速度，觉得累了可以停下来休息片刻再继续走。若出现冒冷汗或眩晕的情况，则应立刻前往医院接受诊断和治疗。

选择合适的散步时间

散步的最佳时段是上午 10 点到 11 点，下午 5 点到 6 点，在这些时间段里孕妈妈的状态较为稳定。但也不必拘泥于这个时间，只要避开强烈的紫外线照射，同时身体状态不错时就可以散步。一般来说每周最好散步 3 ~ 5 次，每次 30 分钟就可以起到孕妈妈和胎儿共同锻炼的效果。孕妈妈也可以根据自己的身体状况进行适当的调节。

另外，夏季天气炎热时不宜散步。怀孕期间孕妈妈的体温较平时有所升高，耐热力下降，若此时进行户外运动，容易中暑，最好是留在室内进行简单的活动。

选择适宜的散步地点

有些孕妈妈喜欢在闹区的街道上散步，觉得既可以活动活动，又可以看到满街的热闹景象，但是闹区人多车多，空气较为浑浊，孕妈妈在这种环境下容易引发身体不适，如肌肉酸软及头晕目眩等。另外，人群密集的地方对孕妈妈及胎儿的安全也有隐患。匆匆过往的人群很难照顾到孕妈妈的存在，容易撞倒甚至撞伤孕妈妈。

最适合孕妈妈散步的场所是花草茂盛、绿树成荫的公园和熟悉的乡间小路。这些地方空气清新、含氧量高，尘土和噪音少。孕妈妈在这样宜人的环境中散步，会感到身心愉悦。但要注意避免走凹凸不平的石子路或坡道，因为孕期容易出现关节松弛、肌肉抽筋等现象，散步时要选择平坦的道路。

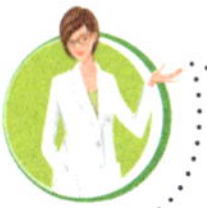

散步时的姿态

孕妈妈散步时速度可随心，但要做到姿态正确。使身体能最大限度地得到放松，孕期适宜的散步姿态是背部挺直，抬头挺胸，紧收臀部，落脚时脚跟先着地，保持身体平衡。

适合孕妈妈的清静操

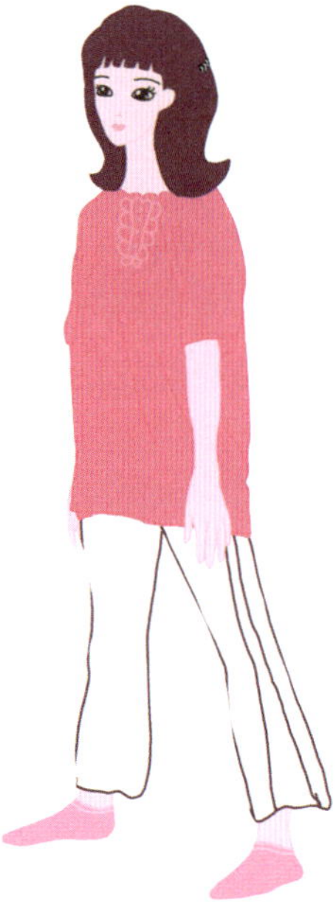

清静操的站姿做法

这套运动可以从怀孕中期开始做到分娩前，可以起到增加顺产概率的作用。具体做法如下：

身体站立，自然放松，双脚分开与肩同宽，右臂向上抬起并伸直，左腿上前迈一步的同时，在空中弯曲 90 度，然后恢复到初始姿势，换右腿动作。此套动作需要重复 5 次。

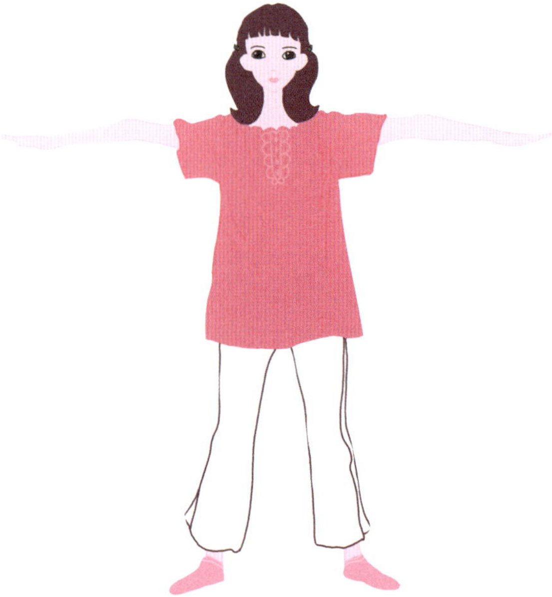

清静操的走姿做法

此套运动最好在空气清新的地方做，可以加强孕妈妈双腿的肌肉力量，并使骨盆得到放松。具体做法如下：

在宽阔的地方缓慢向前走，同时反复把双臂向内弯曲，再向外舒展。

你不知道的小秘密

清静操最好从怀孕第 16 周起一直练习到分娩。孕妈妈每天应练习 30 分钟左右，也可以根据自己的身体状态适当调整。

孕妈妈如何做清静操

1. 卧姿：最好在怀孕第 16 ~ 32 周练习，如身体不是很沉重可以一直练习到分娩前。此套动作能促进全身的血液循环，并能够强化腰部力量，缓解腿部的水肿症状。

两腿一起上抬：平躺，双手垫住头部，两腿一起上抬并弯曲到胸部位置与胸口接触。

双腿轮流上抬：平躺，弯曲左腿，然后抬起右腿与身体呈 90 度角，与此同时用双手垫住头部。尽可能长时间地保持这一姿势，然后把腿放下来之后休息片刻。

2. 坐姿：这套动作可以从怀孕初期一直做到分娩后。

孕妈妈可以选择一种舒适的姿势坐下，同时要注意伸直腰部，正视前方，下巴略微向里收。采用自然的深呼吸方式。

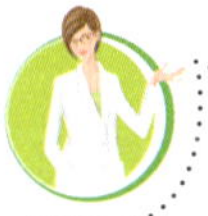

清静操对孕妈妈的益处

1. 清静操可以达到调整心灵和身体的效果，而且对分娩过程和产后修养等环节能产生很大的帮助。

2. 清静操使孕妈妈对自己的内心进行调节，使其在身体上和精神上同时保持着健康的状态。

3. 清静操可以消除孕妈妈对怀孕和分娩的恐惧感，使其变得愉快起来。

4. 促进消化并缓解便秘。

最简单的孕妈妈保健操

按摩足部

足部有很多穴位，孕妈妈对足部进行按摩可加速局部血液循环，对身体有益。每晚使用温水泡脚后，可轻轻按摩双脚至微微发热。

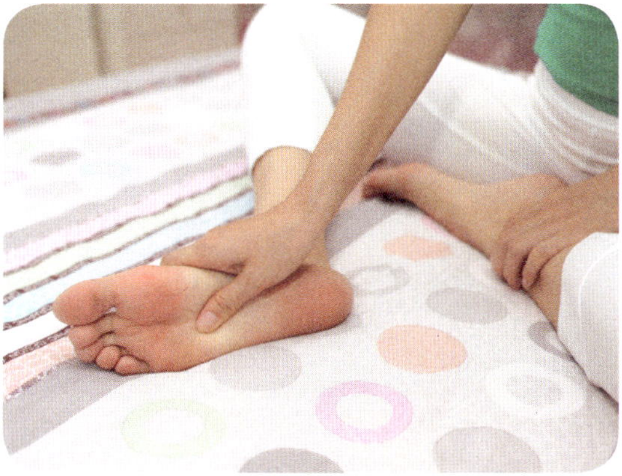

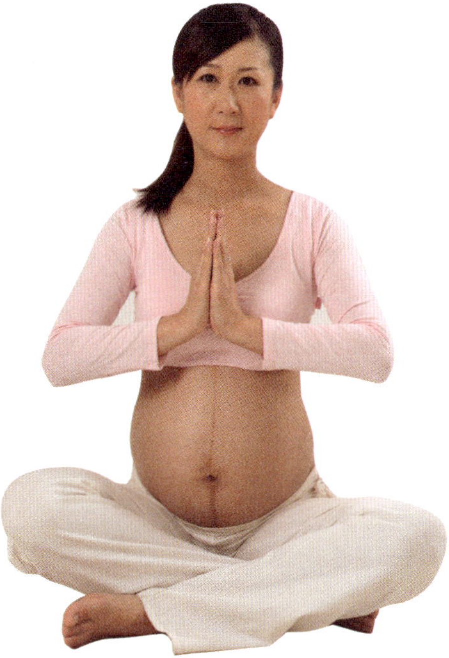

手指健脑操

孕妈妈进行手指健脑操，不只是使手指得到了活动，还间接地使大脑也得到了锻炼，长期如此，可预防妊娠高血压。

你不知道的小秘密

孕妈妈做脚尖运动及踝关节运动可增强足部及踝关节韧带的弹性和力量，以承受日益增加的体重，避免足、踝扭伤。

1. 脚尖运动：孕妈妈坐在椅子上，两脚掌放平；尽量上翘脚尖，翘起之后再放下，反复多次。注意脚尖上翘时脚掌不要离开地面。

2. 踝关节运动：孕妈妈坐在椅子上，跷起二郎腿，下面一条腿的脚平踏地面，上面一条腿脚尖伸直，踝关节以上部分不动，缓缓上下活动踝关节数次；将脚背向下伸直，使膝盖、踝关节和脚背连成一条直线。两腿交替练习。

手指健脑操怎么做

手指健脑操可以用于健脑，还能加强血液循环，使呼吸平稳，可缓解腰酸腿痛及下肢水肿等症状。

1. 挤压：手张开，食指与拇指尖相触，然后恢复伸直；拇指与中指、无名指、小指做同样的动作；双手同时进行，反复 30 次。

2. 关闭：手指微微张开，拇指弯曲，尽量触及掌心最远处，伸直。双手同时重复 30 次。

3. 弯曲：手指尽量分开，弯曲拇指，触及掌心，然后伸直、弯曲、伸直。快速做 30 次。

孕妈妈怎样做保健操

1. 肩部放松：以舒适的姿势盘腿而坐，将力量集中到肩部，同时略微提肩；放松，让两肩自然降下。

2. 提拉上身：平躺时将膝盖立起，双手朝屋顶方向推去；同时提拉上身再慢慢躺下，上身被提拉起来的时候吐气，躺下时再次吸气。

3. 臀部运动：躺下以后将双腿高高举起，同时抬起臀部。

孕期做运动须知

有氧健身操

孕妈妈坚持做有氧健身操，可以使身材得到保持，还能加强身体的抵抗力。但是孕妈妈要注意，孕期不同阶段所做的有氧健身操是不同的哦！

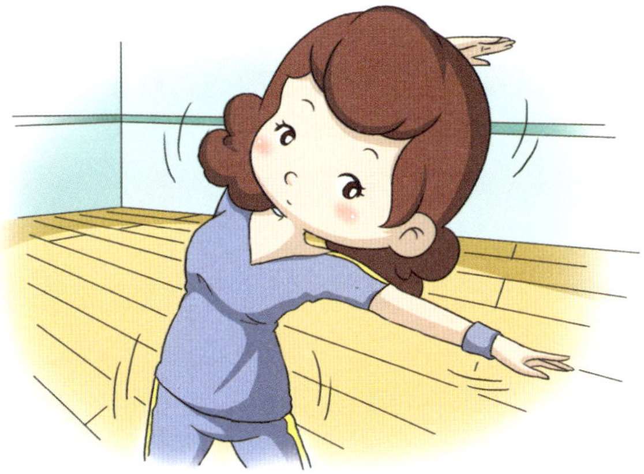

孕妈妈在室外参加体育锻炼

孕妈妈最好在室外参加体育锻炼，这样既能呼吸到新鲜空气，还能通过晒太阳促进身体对钙、磷的吸收利用，有助于胎儿的骨骼发育，防止孕妈妈发生骨质软化症。

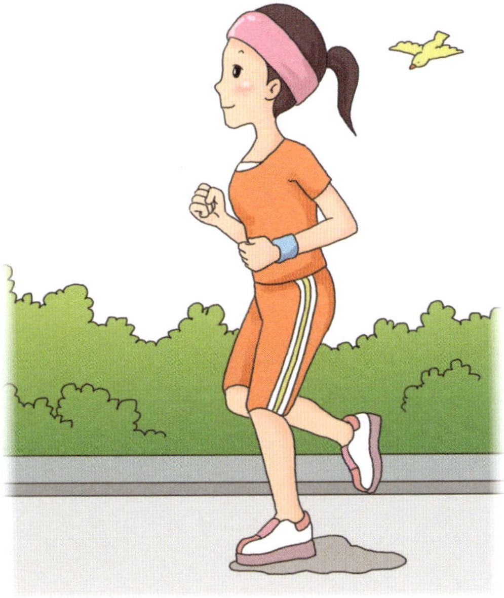

你不知道的小秘密

运动服装不宜紧、小，应以舒适、宽大、洁净为原则。可选择色调明快、柔和甜美的图案，简单易穿脱的式样。在运动的时候，短款的衣服便于行动，是比较好的选择，最好戴纯棉宽大胸罩，穿合脚的平底鞋，以免扭伤或伤害关节。

孕妈妈怎样选择运动项目

孕妈妈在选择活动和锻炼的项目时不能只从自己的兴趣、爱好出发，还应该考虑活动的强度。孕早期和孕晚期可以选择散步、打太极拳、做广播操（跳跃运动除外）等，怀孕4～7个月，可以选择托排球、慢跑、散步等。

孕期应避免的运动

1. 危害胎儿的运动，比如，潜水或需平躺在地板上进行的体操。

2. 容易跌倒的运动，比如，滑雪或踢足球。

3. 对关节造成伤害的运动，比如，跳绳。

4. 易造成身体突然改变方向的运动，比如，羽毛球、网球。

5. 竞技性的运动，由于想要获得胜利而做出超负荷的动作，造成自身受伤，影响胎儿安全。

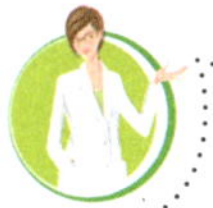

孕期做运动的注意事项

1. 运动前、后1小时不要进食。
2. 注意运动环境的温度与通风状况，以免身体脱水或导致体温过高。
3. 避免在运动中受到伤害。

孕期学会放松很重要

听音乐放松心情

清扬、舒缓的音乐，往往可以将人带入一片祥和的佳境。伴随着音乐的节奏，孕妈妈紧张的肌肉可以得到放松，情绪也会逐渐缓和，腹中的胎儿当然也会心情愉悦！

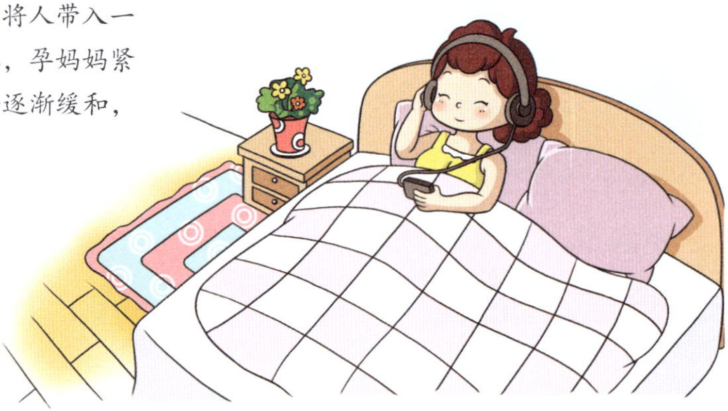

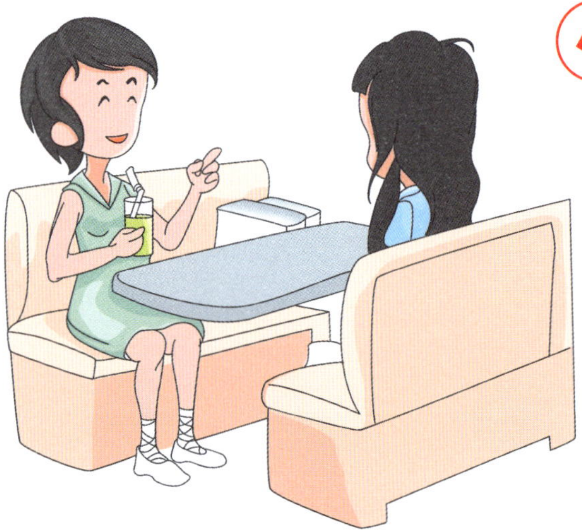

选择能给你正能量的朋友一吐为快

孕妈妈烦闷时可多和朋友聊天，倾吐心中的不快，但一定要选择积极向上，能向你传达正能量的朋友作为倾吐对象，这样才能更好地帮助你正确面对一切。

你不知道的小秘密

在怀孕期间，孕妈妈应更加放松，保持良好的心情，经常听一些优美的音乐，阅读一些散文，给胎儿唱歌，到环境优美的地方散步等，使身心处于良好的状态，这样孕妈妈就会更健康，胎儿也会生长发育得好。

休息不等于放松

休息和放松是不同的，比如，坐在椅子上看电视时，身体在休息，头脑却处于活跃状态，并没有放松。所以，身体仍旧觉得紧张。若处于完全放松的状态，孕妈妈不会有忧愁，头脑清醒，身体和肌肉会完全放松，没有紧张感。

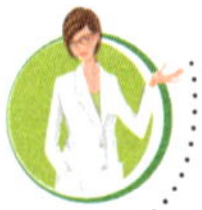

孕妈妈放松的方法

1. 告诫提醒法：孕妈妈应知道消极情绪对自身和胎儿的负面影响。在平时，时时提醒自己不生气、不着急、不烦恼。

2. 摆脱转移法：当孕妈妈面对不愉快的事情时，要努力摆脱它们，可以快速离开不愉快的场景，转移自己的注意力，多参加平时喜欢的活动。

3. 宣泄释放法：不良情绪要善于疏导而不是堵塞。孕妈妈可向亲朋好友诉说自己的处境和情感，让心中的积郁一吐为快，也可以痛痛快快大哭一场，但要保证哭完以后让自己的心情平静下来。还可以通过写日记、给好友写信、打电话等方法宣泄。

4. 情绪放松法：每天抽出不少于30分钟的时间和老公到外边散步，放松身心。

孕期进行按摩安全吗

不要随意按摩腹部

准爸爸看着孕妈妈的腹部，好像看到了小“宝宝”，高兴地要给孕妈妈按摩腹部。但准爸爸最好不要随意按摩孕妈妈的腹部，以免发生意外，导致危险发生。

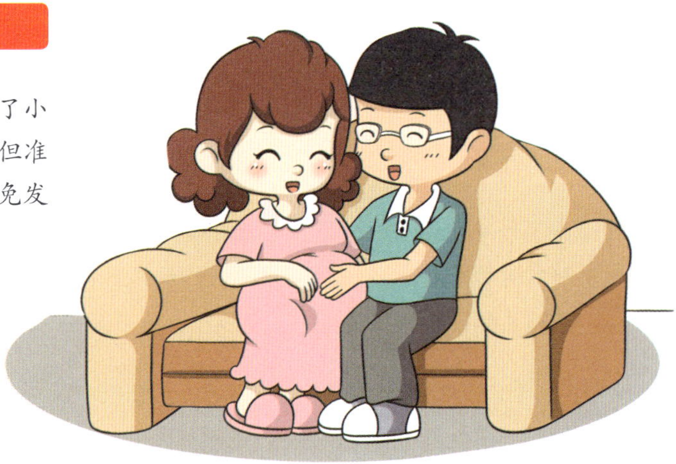

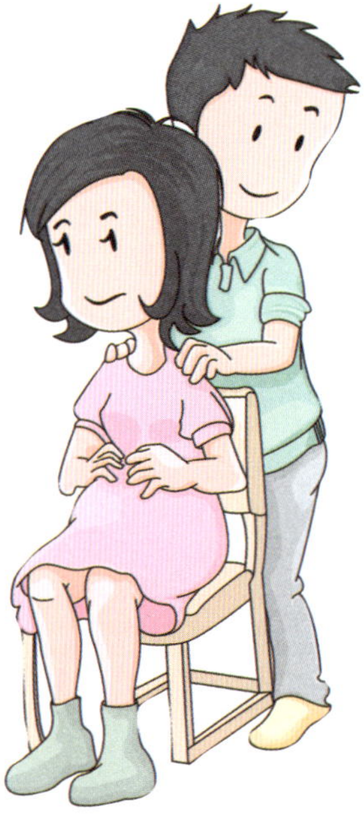

准爸爸如何为孕妈妈按摩

孕妈妈选择坐位，并将双手置于身后支撑身体，准爸爸用右手轻握住孕妈妈的膝盖，左手抓住孕妈妈的脚腕部。准爸爸保持这种姿势，根据孕妈妈关节运动的方向，使孕妈妈的膝盖进行伸缩运动。准爸爸按摩时动作要尽量轻柔，询问孕妈妈的感受，并根据孕妈妈的反馈进行适当调节。

你不知道的小秘密

孕期按摩身体一般是安全的。它可以缓解疼痛和肌肉僵硬，更为重要的是，可使人感觉舒适，舒缓紧张，恢复活力及促进血液循环。孕期经常按摩有助于放松、减轻疲劳、镇痛。但需注意的是，不可随意做按摩，尤其是在孕早期。另外，有些植物精油由于有收敛作用，还是不用为好。

孕妈妈可以去美容院按摩吗

可以，美容院里物理治疗师、专业按摩师或者受过训练的专业按摩师会提供给孕妈妈很好的按摩。但要告诉按摩师自己已怀孕，因为有些禁忌必须遵循。

如何进行穴位按摩

穴位按摩法具有缓解疲劳、改善睡眠等效果。但是，在进行穴位按摩的时候，要采取谨慎的态度，在施行按摩前应请教专科医师。按摩时手法应温柔平和，力量要轻重适宜，以感觉舒服为佳。对容易引起子宫收缩的敏感部位，如乳房、大腿内侧不要加以刺激。

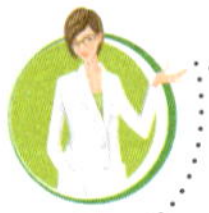

孕期做按摩和孕前做按摩一样吗

孕妈妈在按摩时，不能像之前那样进行按摩了，因为人体上的穴位非常多，而且专业的按摩人士也可能在按摩时出现偏差，稍有不慎，就可能损害母婴的健康。

通常来说，孕妈妈按摩时，不推荐按摩肩膀，因为按摩肩膀上的某些穴位可能导致子宫收缩，从而造成流产。此外，在做足部按摩时，尽量不要让自己感到疼痛，否则易加快子宫收缩。因此，孕期按摩要慎重。

★ 孕妈妈不能活动太少 ★

孕妈妈活动太少，会导致胃肠蠕动减缓，从而出现食欲下降、消化不良、便秘等症状，对孕妈妈的健康有害，甚至还会影响到胎儿的发育。可以在工作之余、饭后到户外进行活动，散散步，并做一些简单的家务。

此外，孕妈妈还应该做些体操，可以增进肌肉的力量，促进机体的新陈代谢。

孕妈妈每天进行运动，不仅可以避免自身体重过度增加，对分娩也有好处。另外，孕妈妈适量的运动还有益于胎儿的生长发育。

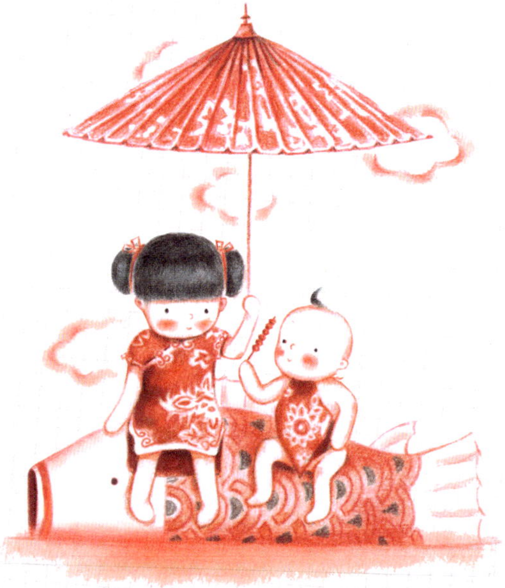